胡荫奇
治疗风湿病临证精要

主　审　胡荫奇

主　编　王义军　唐先平

副主编　李　征　刘燊仡　胡悦

U0392124

编　者　（以姓氏笔画为序）

王义军　中国中医科学院望京医院

王宏莉　中国中医科学院望京医院

刘燊仡　中国中医科学院望京医院

李　征　中国中医科学院望京医院

李光宇　中国中医科学院望京医院

杨　丹　河南省漯河市中医院

杨　程　中国中医科学院望京医院

赵　敏　中国中医科学院望京医院

胡　悦　中国中医科学院眼科医院

徐立伟　中国中医科学院望京医院

唐先平　中国中医科学院望京医院

曾　真　中国中医科学院望京医院

人民卫生出版社

图书在版编目（CIP）数据

胡荫奇治疗风湿病临证精要 / 王义军, 唐先平主编. —北京：
人民卫生出版社, 2016
ISBN 978-7-117-23298-2

Ⅰ.①胡… Ⅱ.①王…②唐… Ⅲ.①风湿性疾病 - 中医
临床 - 经验 - 中国 - 现代 Ⅳ.①R259.932.1

中国版本图书馆 CIP 数据核字（2016）第 277111 号

人卫社官网	**www.pmph.com**	出版物查询，在线购书
人卫医学网	**www.ipmph.com**	医学考试辅导，医学数据库服务，医学教育资源，大众健康资讯

胡荫奇治疗风湿病临证精要

主　　编：王义军　唐先平
出版发行：人民卫生出版社（中继线 010–59780011）
地　　址：北京市朝阳区潘家园南里 19 号
邮　　编：100021
E - mail： pmph @ pmph.com
购书热线：010-59787592　010-59787584　010-65264830
印　　刷：三河市尚艺印装有限公司
经　　销：新华书店
开　　本：710×1000　1/16　印张：10
字　　数：185 千字
版　　次：2016 年 12 月第 1 版　2016 年 12 月第 1 版第 1 次印刷
标准书号：ISBN 978-7-117-23298-2/R · 23299
定　　价：28.00 元

打击盗版举报电话：**010-59787491　E-mail：WQ @ pmph.com**
（凡属印装质量问题请与本社市场营销中心联系退换）

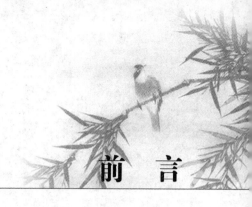

前　言

　　名老中医是中医药学术的带头人，他们的学术思想及临床经验是中医行业的宝贵财富，代表着当前中医学术和临床发展的最高水平，是中医药学宝库中的瑰宝，鲜活生动，具有现实的指导性。需要保护、抢救挖掘、整理推广，以培养出更多的具有流派特色和技术专长的高层次中医临床人才，使之更广泛地应用和传播而不至失传。胡荫奇从事中医临床医疗、教学、科研近50年，是我国著名的中医风湿病学家，学验俱丰，在诊治风湿病方面经验丰富，疗效显著，且有自己独到的认识与见解，特别是在论治类风湿关节炎方面尤有心得。胡荫奇学术理论渊源深邃，独具一格，其学术思想在风湿界独树一帜，为了传承发扬其诊治类风湿关节炎的学术思想及临床经验，进行系统挖掘整理研究，具有十分重要的意义。

　　本书主要从五个部分对胡荫奇学术思想与诊治风湿病的经验进行阐述：第一部分是医家小传，第二部分是医论医话，第三部分是学术思想，第四部分是方药心悟，第五部分是医案精选。原始素材主要来源于胡荫奇已发表的有关风湿病的文章与论著，其学术继承人及研究生跟师学习期间收集整理的临床验案，及其弟子以前发表的有关胡荫奇诊治风湿病经验的文章。

　　本书的特色，一是作者大多是跟随全国著名老中医胡荫奇学习多年的学术继承人或博士研究生，深得胡荫奇真传。二是本书把笔墨的重点放在胡荫奇最擅长治疗的风湿病上，而且对其在临床上用方、用药特点予以详尽淋漓地展示，务求毫不保留地写出临床真正有效的内容，使读者有如身临其境，跟随名师学习、查房的感觉，使读者"读后能用""用之有效"，从而对中医风湿病学科的发展能起到一定的促进作用。

　　本书所面对的读者主要为从事中医风湿病诊疗工作的风湿科医师，同时可供全国普通高等医药院校中医、中西医结合类专业的本科生及研究生学习参考，亦可作为广大风湿病患者诊疗时的参考资料。

编　者

2016 年 10 月

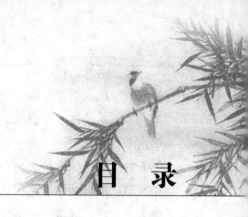

目　录

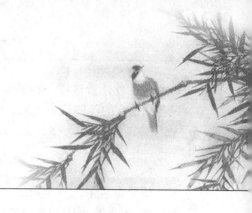

第一章　医家小传

胡荫奇（1943—），男，医学硕士，主任医师，博士生导师，第三批、第四批、第五批全国老中医药专家学术经验继承工作指导老师，中国中医科学院第二批著名中医药专家学术经验传承博士后合作导师，全国名老中医胡荫奇传承工作室指导老师，北京市中医药"薪火传承3+3工程"胡荫奇名医传承工作站指导老师，世界中医药联合会风湿病专业委员会副会长、中华中医药学会风湿病分会副主任委员、北京市中医学会风湿病专业委员会主任委员、中华中医药学会内科学会常委、国家新药评审委员会委员、北京市新药和制剂评审委员会委员、中国中医科学院风湿免疫类疾病学术带头人，国家级有突出贡献的科技专家，享受国务院政府特殊津贴。

1983年开始从事痹病（风湿病）的临床、科研及教学工作，先后培养硕士研究生10名，博士研究生10名，学术继承人5名，中医学术传承博士后2名。从事中医临床、科研、教学工作近50年，对常见病、多发病、疑难病具有丰富临床经验。擅长运用中医药治疗类风湿关节炎、强直性脊柱炎、系统性红斑狼疮、干燥综合征、皮肌炎、白塞综合征、硬皮病等，对其他多种内科疑难病症也有很深造诣。曾承担多项国家及省部级科研课题并获奖。主编《实用中医风湿病学》《痹病古今名家验案全析》《风湿病临床常用中草药指南》《风湿性疾病诊断治疗指南》《简明中西医结合风湿病学》等著作数十部，发表学术论文数十篇。

一、探赜岐黄，初涉风湿

胡荫奇1943年9月出生于北京，1962年考入北京中医学院（现北京中医药大学），从诵读研习中医基本理论知识中药、方剂、经络腧穴，步入中医之路。1968年12月毕业后，胡荫奇即至甘肃省张掖地区高台县人民医院，悬壶乡邑。初到基层，医疗条件简陋，医院不分科室，胡荫奇在不断探索和学习积累中，除掌握教材的基本知识外，还熟读《黄帝内经》《伤寒论》《金匮要略》《温病条辨》等中医经典，不仅奠定了扎实的临床基本功，还进一步提高了中医诊疗水平。当时基层的风湿病患者较多，且常年饱受病痛折磨，胡荫奇常言"医者父母心",正是怀着这样一种悬壶济世的心态,胡荫奇逐渐把重点放在中医治疗风湿病诊疗的经验积累上来。

二、不断进取，名师引渡

胡荫奇素来认为学医之路才是真正的"学海无涯",医生的一生就是追求的一生、学无止境的一生,1978年恢复研究生考试后,胡荫奇即考入中国中医科学院研究生部,对《黄帝内经》《伤寒论》《金匮要略》《温病条辨》进行了更为深入的学习。当时研究生班讲授专业课程的老师均为全国悬壶济世的名家,如岳美中、方药中、任应秋、刘渡舟、朱良春、颜德馨、邓铁涛、孟树江、万友生、李今庸等国家级名老中医,授课注重实践与理论结合,不仅教授临证时的切身体验,同时传授为人处世的道理。胡荫奇自述名医授课深感四部经典源泉不竭而又受益无穷,恩师言传身教更是得益匪浅,终身受用。

三、随师临证，继承创新

胡荫奇1981年10月毕业于中国中医科学院研究生部,并获硕士学位,之后便在中国中医科学院广安门医院中医内科病房工作。胡荫奇经常教育学生"熟读王叔和,不如临证多",勤于临证才是学好中医的关键,这也是其当年从医跟师的真实写照。初到广安门医院时成立内科研究室,恰逢名医路志正、谢海州、赵金铎、刘志明等教学查房,胡荫奇经常跟随查房、出诊、抄方。当时胡荫奇主管病房工作,凡遇疑难杂症,还经常约请在京名老中医赵绍琴、方和谦、步玉如、巫君玉、吉良晨等会诊研讨,师诸老之学,博采众长,见名家手眼,如沐春风,在深入理解医经含义、领略名家独到的临证经验中,继承创新,逐步形成自身独特的中医诊疗思路。

四、精勤不倦，术业专攻

1983年,全国中医学会痹证专业委员会成立,胡荫奇时任副秘书长,开始重点从事中医风湿类疾病的临床、科研和教学工作,之后历任中国中医科学院广安门医院医务处处长(负责医政管理和临床药理基地工作,涉猎中药新药研究)、中国中医科学院望京医院院长兼中国中医科学院骨伤研究所所长,同时兼任中华中医药学会风湿病分会副主任委员、北京中医药学会风湿病专业委员会主任委员、中国中医科学院风湿免疫类疾病学术带头人、国家级有突出贡献的科技专家,享受国务院政府特殊津贴,2013年获中国中医科学院"岐黄中医药基金会传承发展奖"。

胡荫奇与焦树德、路志正等首先提出中医风湿病的三级诊断模式,即病类-二级病名-证候三级诊断模式。在风湿病学术发展过程中逐步形成了自己的学术思想,先后提出:风湿病活动期多从湿热毒瘀论治;从伏邪论治反复发作的风湿病;病证结合、以病统证、分期制宜;辨证论治,以证候为核心;宏观辨证与微观指标的有机结合。胡荫奇精勤不倦,至今仍在杏林耕耘,指导临床医生遣方用药,培养后继人才,传承临床经验,为中医学术的不断提高,中医事业的弘扬光大默默奉献。

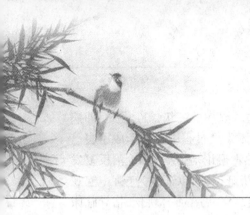

第二章　医论医话

第一节　辨治类风湿关节炎经验

类风湿关节炎是一种以慢性、进行性、侵袭性关节炎为主要表现的全身性自身免疫病，如果不进行正规治疗，病情会逐渐进展，最终导致关节畸形、功能丧失，具有很高的致残率。类风湿关节炎相当于中医的"痹证"或"痹病"。目前，西医虽有对类风湿关节炎有明显疗效的治疗手段如生物制剂，但由于其价格昂贵，且有一定的毒副作用，很难迅速推广。而中医治疗类风湿关节炎具有疗效确切、价格低廉、毒副作用小等优势，值得推广应用。胡荫奇在诊治风湿病方面经验丰富，疗效显著，且有自己独到的认识与见解，特别是在论治类风湿关节炎方面尤有心得，下面就胡荫奇论治类风湿关节炎的临床经验总结如下。

一、辨证求因，分证论治

辨是辨别、辨析；证指证候；求因，以病证的临床表现为依据，通过综合分析疾病的症状、体征来推求病因，为治疗用药提供依据。分证是把望、闻、问、切四诊所采集的信息，运用中医理论和辨证分析的方法进行论证、归纳，提炼为某种有特定属性的证候；论治，是指确定治则和治法，施之以方药针灸等方法。辨证论治，以证候为中心，法随证立，方由法出，"理、法、方、药"要一脉相承，顺理成章。胡荫奇对类风湿关节炎的主张首先要辨证求因，然后再分证论治。

1. 寒湿痹阻证

证候特点：关节局部冷痛、肿胀、屈伸不利，遇寒痛增，得热痛减，晨僵，肢体重着，步履艰难，口淡不渴，舌质淡或淡黯，苔白，脉弦紧。

辨证求因：寒湿痹阻经络。

治法：祛风散寒除湿，宣痹通络。

方药：蠲痹汤(《医学心悟》)。

羌活、独活、桂心、秦艽、海风藤、桑枝、当归、川芎、乳香、木香。

加减：风偏胜者，加防风、荆芥，并重用秦艽；寒胜者，加附子、千年健；湿胜者，加防己、薏以仁、萆薢。

2. 湿热痹阻证

证候特点：关节局部红肿疼痛，触之发热，得凉则舒，口渴不欲饮。晨僵，肢体重着，步履艰难，烦闷不安，小便黄赤，大便不爽，舌质红，苔黄或黄腻，脉滑数或濡数。

辨证求因：湿热痹阻经络。

治法：清热除湿，宣痹通络。

方药：风湿安冲剂（胡荫奇经验方）。

黄柏、苦参、连翘、虎杖、萆薢、木瓜、穿山龙、青风藤、汉防己。

加减：湿重者，加苍术、土茯苓；热重者，加生石膏、知母；伤阴者，加生地、秦艽；湿热蕴毒者，加土茯苓、土贝母、漏芦等。

3. 热毒痹阻证

证候特点：关节局部红肿、疼痛剧烈，触之发热，得凉则痛减，发热口渴，关节活动受限、不能屈伸，晨僵，肌肤出现紫红色斑疹及皮下结节，大便秘结或不爽，小便黄赤，舌质红，苔薄黄或黄腻，脉滑数。

辨证求因：热毒痹阻经络。

治法：清热解毒，化湿宣痹通络。

方药：热毒痹冲剂（胡荫奇经验方）。

土茯苓、土贝母、连翘、苦参、虎杖、漏芦、地龙、忍冬藤、野菊花。

加减：湿重者，加萆薢、苍术；热灼伤阴者，加生地；关节疼痛明显者，加穿山龙、秦艽。

4. 寒热错杂证

证候特点：自觉关节冷痛，但患处触之发热；或自觉患处关节灼热疼痛，但又恶风怕冷；或症见关节红肿灼痛，但遇寒痛甚；伴有晨僵，口苦，便秘尿赤，舌质淡，苔白或黄或黄白相间，脉弦或紧或数。

辨证求因：寒湿痹阻经络日久，郁而化热；或素有湿热内蕴，又外感风寒湿邪，痹阻经络。

治法：祛风散寒，清热通络。

方药：桂枝芍药知母汤加减。

麻黄、制附子、杭芍、知母、桂枝、细辛、汉防己、黄芪、白术、生甘草。

加减：关节肿胀疼痛、痛处固定不移者，加全蝎、蜈蚣；恶风，自汗者，去麻黄，加大杭芍、黄芪的用量；热象较重者，去附子，加虎杖、秦艽、忍冬藤。

5. 瘀血痹阻证

证候特点：肌肉关节刺痛，痛处固定不移，局部肿胀，可有瘀斑或硬结，面

5

色黧黑,肌肤甲错。口唇淡黯,舌质黯红或黯,舌边有瘀斑,舌下脉络紫黯,脉沉滑或弦细。

辨证求因:瘀血痹阻经络。

治法:活血化瘀通络。

方药:活血通络协定方(胡荫奇经验方)。

赤芍、姜黄、蜈蚣、川牛膝、川芎、莪术、延胡索、鸡血藤。

加减:兼有气虚者,加黄芪;兼有痰浊者,加胆星、白芥子;兼有阴虚者,加生地、秦艽;兼有阳虚者,加巴戟天、淫羊藿。

6. 痰瘀痹阻证

证候特点:关节漫肿刺痛,痛处固定不移,按之稍硬,患处肌肤紫黯,或有痰核、硬结出现,肢体顽麻重着。眼睑浮肿,口唇黯红或淡黯,舌体胖大,边有齿痕,舌质黯红或有瘀斑,苔白腻或黄腻,脉滑细或弦涩。

辨证求因:痰瘀痹阻经络。

治法:活血化瘀,祛痰通络。

方药:痰瘀痹协定方(胡荫奇经验方)。

白芥子、莪术、土贝母、赤芍、青风藤、穿山龙、僵蚕。

加减:痰重者,加胆南星、半夏;瘀重者,加水蛭、三七;疼痛较剧者,加穿山甲、皂角刺、乌梢蛇。

7. 肝肾亏虚证

证候特点:肢体关节变形或僵硬强直,活动不利,肌肉萎缩,形体消瘦,腰膝酸软。头晕,心悸,气短,舌质淡,苔薄白或白滑,脉沉细弱。

辨证求因:肝肾亏虚,筋骨络脉失养。

治法:补益肝肾,固本通络。

方药:固本通痹协定方(胡荫奇经验方)。

山萸肉、巴戟天、杜仲、川断、当归、鸡血藤、青风藤、肉苁蓉、黄芪。

加减:关节肿胀甚者,加白芥子、胆星;关节疼痛甚者,加穿山甲、老鹳草。如阴血亏虚,咽干耳鸣,失眠多梦,五心烦热,盗汗者,加生地、地骨皮、夜交藤。

二、病证结合,分期制宜

类风湿关节炎作为一种疾病,在发病过程中,素体虚弱,正气不足,腠理不密,卫外不固,是其发病的内在因素;风、寒、湿、热等邪侵袭是其发病的外在因素。类风湿关节炎病久不愈,气血津液运行不畅,可内生痰瘀,痰瘀互结,阻闭经络,深入骨骺,而致难以祛除。就其病因病机、发病机制、临床表现及转归上必有其规律性(共性),但反映到每一位类风湿关节炎患者身上,由于先天禀赋,后天的居住环境、饮食营养,发病诱因及体质类型之不同,又各有特点(个性),因此临床治疗时既要针对每位病人的特点进行辨证论治,又要针对类风湿关节炎这种疾病的发病机制及其发展规律进行辨病治疗,分期制宜。一般根据类风湿关节炎的病程及双手关节的X线改变分为早期、中期及晚期,但又常根据患者的病情轻重、发展趋势及实验室指标(血沉、C-反应蛋白、免疫球蛋白)分为活动期和缓解期。胡荫奇认为根据临床实际把类风湿关节炎分为早期、活动期、缓解期三期,更有利于临床辨证治疗。

类风湿关节炎早期是指以2009年ACR/EULAR(美国风湿病学会/欧洲抗风湿病联盟)类风湿关节炎最新诊断标准确诊为类风湿关节炎,且病程在1年以内者。活动期多以急性发作或慢性活动、复发等形式出现。缓解期即是稳定状态、相对静止阶段。急性期经过治疗病情稳定后,可转入缓解期。近年来的研究发现,类风湿关节炎滑膜炎在最初1~2年内进展很快,50%的关节软骨及骨破坏在此期发生,所以类风湿关节炎的早期诊断与早期治疗十分重要。胡荫奇主张在治疗早期类风湿关节炎时,在辨证论治的基础上,应及时选用一些根据现代药理研究具有抗肿瘤作用的中药如莪术、半枝莲、白花蛇舌草及猪苓等,以抑制滑膜细胞的过度增生,减轻滑膜炎症,从而减轻或防止关节软骨及骨破坏的发生。对类风湿关节炎活动期多主张从湿热毒瘀论治。常用方药为清利解毒通络方(胡荫奇经验方):黄柏、土茯苓、土贝母、忍冬藤、穿山龙、徐长卿、莪术等。方中土茯苓味甘、淡,性平,入肝胃经,功擅清热解毒、利湿消肿、通利关节,为君药。穿山龙味苦,性平,具有舒筋活血、化痰通络、祛风止痛之功;土贝母味苦,性微寒,既能清热解毒,又能消肿散结,与土茯苓相须为用,为治疗风湿热痹之良药,两药共为臣药。黄柏苦寒,与土茯苓配合,清热利湿之力尤强;徐长卿辛温,祛风湿,止痹痛,与穿山龙相伍祛风通络止痛效果明显;莪术辛散苦泻温通,可通行经络以逐瘀,三药共为佐药。忍冬藤甘寒,具有清热通络、消肿止痛之功,在方中兼作引经之药,以助药力直达病所。方中七味药配伍使用,共奏清热解毒、利湿消肿、祛风止痛之功。对于类风湿关节炎缓解期的患者亦主张坚持用药,以巩固治疗效果,防止病情发展。胡荫奇根据类风湿关节炎骨侵蚀的特点,总结出对类风湿关节炎骨侵蚀具有一定防治作用的痹愈汤及加减痹愈汤。痹愈汤是胡荫奇根据类风湿关节炎的主要病因病机,以扶正祛邪、标本兼治为基本原则,从补肾化痰祛瘀立法,拟订的治疗类风湿关节炎的临床经验方(其主要组成为:骨碎补、青风藤、伸筋草、土贝母、莪术,其中骨碎补为君药,青风藤、伸筋草为臣药,土贝母、莪术为佐药);加减痹愈汤是以胡荫奇为主的课题组在进行国家中医药管理局科研课题——类风湿关节炎病证结合治疗优化方案研究过程中,筛选优化出的具有一定抗骨侵蚀作用的有效方剂(其主要药物组成为:骨碎补12g,山萸肉15g,青风藤15g,莪术10g,

法半夏10g,土贝母15g。其中骨碎补、山萸肉为君药,青风藤、莪术为臣药,土贝母、法半夏为佐药)。其中骨碎补具有补肾强骨、续筋止痛之功。《本草述》载骨碎补"治腰痛行痹,中风鹤膝风挛之证"。现代药理研究证实,骨碎补具有增强成骨细胞的功能与活性,促进新骨形成,并同时作用于成骨细胞,抑制其产生或分泌一些破骨细胞促进因子,使破骨细胞生成减少,影响骨的吸收。骨碎补提取液可抑制骨髓体外培养中破骨样细胞的生长,主要抑制破骨母细胞向成熟破骨细胞转化,但与浓度有关。山萸肉具有补益肝肾、收敛固涩的作用,《神农本草经》云:"温中,逐寒湿痹。"《本草经疏》云:"此药温能通行,辛能走散,酸能入肝,而敛虚热……逐寒湿痹者,借其辛温散结,行而能补也。"经临床研究证实,本品与白芍、青风藤、莪术等药配伍治疗肝肾阴虚、痰瘀痹阻型类风湿关节炎,对改善关节功能、减轻或延缓骨侵蚀有一定疗效。莪术具有破血行气、消积止痛的功效,是临床上较为常用的活血化瘀药物。《荤金裘本草述录》云:"破气中之血,血涩于气中则气不通,此味能疏阳气以达阴血,血达而气乃畅,前人谓之益气。"莪术油对小鼠有免疫增强作用,提高淋巴细胞绝对值、巨噬细胞吞噬功能、溶菌酶活性、血清抗体滴度。青风藤具有祛风除湿、通经络、止疼痛之功。《本草汇言》云:"青风藤,散风寒湿痹之药也,能舒筋活血、正骨利髓。"《本草纲目》中指出本品具有"治风湿流注,历节鹤膝,麻痹瘙痒"之功。现代药理研究证实,青风藤具有免疫抑制作用,可抑制类风湿关节炎患者体内异常的免疫反应,并能明显抑制病变关节的肿胀及毛细血管通透性。土贝母具有清热化痰、解毒散结之功效,《本草从新》载其"味苦,治外科证痰毒"。《百花镜》认为其有"散痈毒,除风湿,利痰"之功。土贝母具有抗炎、抗水肿,使血清补体C_3含量显著增高,有利于致病性免疫复合物的清除之作用。半夏具有燥湿化痰、降逆止呕、消痞散结之功效,临床用于治疗湿痰、寒痰、瘿瘤、痰核、痈疽肿毒等证及关节肿胀、疼痛等症状。现代药理研究证实,半夏提取物具有抗肿瘤作用,半夏多糖具有较强的网状内皮系统激活作用,能增强网状内皮系统吞噬功能和分泌作用,抑制肿瘤发生和增殖。六药合用,共奏滋补肝肾、强筋骨、化痰祛瘀之功,使肝肾得补,筋骨得强,痰瘀祛,经络通而痹病愈。

三、临床用药,匠心独运

胡荫奇在临床治疗类风湿关节炎时,强调在符合中医辨证论治原则的前提下,选用一些经现代药理研究证实对类风湿关节炎具有针对性治疗作用的药物。如现代药理研究表明有些中药如青风藤、穿山龙、莪术、土贝母等具有免疫抑制作用;多数补肾中药如巴戟天、肉苁蓉、菟丝子等具有类激素样作用的免疫调节作用;许多清热凉血和清热解毒药可以有效降低类风湿关节炎炎性指标。如在临床观察中发现生地榆、侧柏叶、丹皮、土贝母、土茯苓、蒲公英、漏芦、连翘等具有一定的降低血沉（ESR）及C-反应蛋白（CRP）的作用；而部分补肾活血及祛风湿药如山萸肉、肉苁蓉、菟丝子、巴戟天、莪术、赤芍、土贝母、穿山甲、桃仁、红花、川芎、老鹳草、豨莶草等则可以有效降低类风湿因子滴度；而清热利湿药如防己、萆薢、木瓜、薏苡仁、泽泻、猪苓等具有降低血浆免疫球蛋白水平的作用。若病人就诊时正在服用激素，随着激素的撤减常有不同程度的肾上腺皮质功能减退现象，临床表现以肾虚为主，补肾中药不仅具有部分激素样作用，而且能够对抗外源性激素引起的内抑制，改善肾上腺皮质细胞的储备功能，提高肾上腺皮质细胞的稳定性，改善下丘脑-垂体-肾上腺轴（HPA）的功能紊乱，进而改善患者的一般症状，防止和减轻激素不良反应的发生，故在激素撤减时应酌情增加补肾中药，以平补肾阳肾阴、或补肾助阳、性质柔润、药力缓和之品为主，如菟丝子、黄精、锁阳、补骨脂、山萸肉、巴戟天、肉苁蓉、覆盆子等；若患者经中药汤剂治疗2~3个月，炎性指标（ESR、CRP等）改善不明显，特别是类风湿因子（RF）居高不下者，可以考虑应用具有较强免疫抑制作用的中药制剂如雷公藤多苷片、正清风痛宁片或白芍总苷胶囊等。胡荫奇的用药经验是辨病治疗必须以辨证治疗为基础，选择那些既符合中医辨证规律又对类风湿关节炎的某些病理环节具有针对性的药物，一般临床疗效较好。若只是按照某些中药的药理学作用而不顾中医自身的辨证规律用药，则难以达到理想效果。

四、临床常用的治疗类风湿关节炎的药对

胡荫奇在临床治疗类风湿关节炎时，强调在符合中医辨证论治原则的前提下，选用一些经现代药理研究证实对类风湿关节炎具有针对性治疗作用的药物，并经过多年的临床实践，总结出几组具有固定的配伍关系、疗效显著的对药（药对）。下面介绍临床常用的几组药对。

1. 土茯苓与土贝母　土茯苓味甘、淡，性平，入肝、胃经，具有解毒除湿、通利关节之功。《本草正义》："土茯苓利湿去热，能入络，搜剔湿热之蕴毒。"土贝母味苦，性微寒，归肺、脾经，既能清热解毒，又能消肿散结。两者配伍功擅清热解毒，利湿消肿散结，通利关节，是治疗风湿热痹的要药良对，适用于类风湿关节炎早期或活动期，外周关节红肿热痛，屈伸不利，风湿指标升高，舌红苔黄腻，脉滑数者；对于降低风湿指标，缓解外周关节肿胀疼痛，改善关节功能有良效。

2. 青风藤与穿山龙　青风藤辛、苦、温，入肝、脾经，功能祛风除湿，通经活络，兼能行痰；穿山龙苦，微寒，入肝、肺经，功能祛风除湿，活血通络，并有

祛痰止咳、凉血消痈的作用。两药配伍,辛开苦泄温通,相须为用,共同起到祛风除湿、化痰祛瘀通络的作用,临床常用于风寒湿热痹阻经络引起的腰背肢节疼痛,特别是对缓解晨僵有良效。现代药理研究证实,青风藤主要成分为青风藤碱,而青风藤碱具有镇痛、抗炎和抗风湿作用,其作用机制可能与其释放组胺、抑制组胺酶活性、提高细胞内环磷酸腺苷(cAMP)水平、兴奋垂体-肾上腺系统及吗啡样镇痛作用有关,与抗组胺药合用不仅可增强镇痛作用,并能减轻其不良反应。由于青风藤具有促进组胺释放的作用,部分病人服药初期常出现皮肤发痒、面部潮红、发热、皮疹、头晕、恶心等不良反应。穿山龙主要成分为薯蓣皂苷等多种甾体皂苷,在体内有类似甾体激素样的作用,可有效抑制过敏介质释放,具有明显的抗炎、止咳、平喘、祛痰的作用,与青风藤配伍不仅能增强青风藤的镇痛、抗炎和抗风湿作用,而且还能减轻其不良反应。

3. 生地与丹皮　生地苦、甘、寒,有清热凉血、养阴生津之功;丹皮味苦、辛,性寒,具有清热凉血、活血散瘀之功。二药相伍,则清热凉血之力增强,共奏清热凉血、活血散瘀止痛之功,对于治疗类风湿关节炎热毒痹阻筋脉关节所致的关节红肿热痛、筋脉拘急有良效。

4. 骨碎补与威灵仙　骨碎补苦,温,归肾、肝经,具有补肾强骨、续伤止痛之功,用于肾虚腰痛,耳鸣耳聋,牙齿松动,跌仆闪挫,筋骨折伤;威灵仙辛散温通,性急善走,作用颇为快利,且能走表,又通经络,既可祛在表风湿,又可化在里之湿,通行经络以止痛。两药一补一通,相须为用,补肾祛风湿通经络作用更强。现代药理研究证实,骨碎补能够增强成骨细胞的功能与活性,促进新骨形成,并同时作用于成骨细胞,抑制其产生或分泌一些破骨细胞促进因子,使破骨细胞生成减少,影响骨的吸收;骨碎补提取液可抑制骨髓体外培养中破骨样细胞的生长,主要抑制破骨母细胞向成熟破骨细胞转化,但与浓度有关。威灵仙具有以下作用:①抗炎、镇痛作用:威灵仙具有显著抗炎、镇痛及促进平滑肌运动的作用,可对抗平滑肌痉挛,威灵仙煎剂对热刺激引起的疼痛反应能明显提高小鼠的痛阈值,并且酒炙品的镇痛作用较强且持久。威灵仙注射剂及其大剂量煎剂对冰醋酸引起的小鼠扭体反应具有抑制作用,表现出显著的镇痛作用,并且在镇痛方面与秦艽具有协同作用。②松弛平滑肌的作用:研究证明威灵仙有效成分可使咽部或食管中下端局部平滑肌痉挛得以松弛,且增加其蠕动而使梗于咽或食管的诸骨下移。两者相伍为用而起到抗炎镇痛、抑制骨侵蚀、改善骨质疏松的作用。

5. 山萸肉与白芍　山萸肉性温,味甘、酸,归肝、肾经,具有补益肝肾、收敛固涩之功,既能补肝肾之阴,又能温补肾阳,为一味平补阴阳的要药。白芍苦、酸,微寒,归肝经,具有平抑肝阳、养血敛阴、柔肝止痛之功。两者配伍,山萸肉补益肝肾治其本,白芍柔肝缓急止痛治其标,相须为用,标本兼治,是治疗肝肾亏虚为主要表现的类风湿关节炎不可多得的良药效对。现代药理研究证实,山茱萸总苷具有免疫调节及抗炎作用,对大鼠佐剂性关节炎有明显防治作用;白芍提取物对大鼠蛋清性急性炎症有显著抑制作用,对棉球肉芽肿亦有抑制增生作用,白芍总苷对大鼠佐剂性关节炎有明显防治作用,具有明显的抗炎及免疫调节作用;两者配伍具有协同作用,可以增强其免疫调节及抗炎作用,从而对类风湿关节炎有良好的治疗作用。

第二节　辨治强直性脊柱炎经验

胡荫奇临床治疗风湿类疾病时,主张临证不为病名所惑,切记辨证论治,抓住"证候"这一核心,以辨证论治为主,辨证与辨病相结合,临床用药提倡在符合中医辨证论治原则的前提下,选用一些经现代药理研究证实对风湿病具有针对性治疗作用的药物,经临床验证,疗效卓著。现将胡荫奇论治强直性脊柱炎(AS)的经验介绍如下。

一、对强直性脊柱炎中医病名的认识

古代医籍中并没有强直性脊柱炎这个病名,但根据其腰骶部、脊背部疼痛、僵直的临床表现,以及后期脊柱屈曲畸形,都可以在古籍中找到相应的论述。

《灵枢·经脉》提出"踝厥"一说:"是动则病冲头痛,目似脱,项如拔,脊痛,腰似折,髀不可以曲,腘如结,踹如裂,是为踝厥。"其中"项如拔""脊痛""腰似折"是强直性脊柱炎的典型表现,而"髀不可以曲""腘如结"也是本病常见累及周围关节的症状。"踝厥"是病名,但文献上未见后世沿用。

《素问·痹论》曰:"肾痹者,善胀,尻以代踵,脊以代头。"其描述符合强直性脊柱炎晚期临床特征。"尻,尾骶部。踵,足后跟。尻以代踵,指足不能行,以尻代之;脊以代头,指头俯不能仰,背驼甚,致脊高于头。"

《素问·生气通天论》曰:"阳气者,精则养神,柔则养筋。开阖不得,寒气从之,易生大偻。""大偻",王冰注释为"身体俯曲,不能直立。偻,脊柱弯曲"。"大"字,焦树德认为有两种含义:一指脊柱为人体最大的支柱,一指病情深重。因此,焦树德将"大偻"定义为病情深重、脊柱弯曲、背俯的疾病,建议将"大偻"作为强直性脊柱炎的中医病名。然对于本病早期或中期,临床表现为腰背僵痛、活动受限者,此命名似乎不够贴切。

胡荫奇详读历代医家相关论述,根据"督脉之别,名曰长强,挟膂上项,散头上,下当肩胛左右……实则脊强……"(《灵枢·经脉》),"督之为病,脊强而厥"(《难经·二十九难》),"脊强,腰似折,项似拔,此足太阳经气郁不行,羌活胜湿汤"(林佩琴《类证治裁·肩背手臂痛》)以及"肝主筋而藏血。血为阴,气为阳。阳气,精则养神,柔则养筋。阴阳和同,则气血调适,共相荣养也,邪不能伤。若虚则受风,风寒搏于脊膂之筋,冷则挛急,故令背偻"(《诸病源候论·背偻候》)之论述,指出:本病发病早期以脊柱关节僵痛、活动受限为主要表现,以"脊强"命名较为贴切。病至后期,患者出现腰脊弯曲、不能伸直等表现时,则可冠名为"背偻"。此两病名能生动地概括本病不同时期的发病特点,通俗易懂,易被医家及患者所理解和接受。

二、对强直性脊柱炎病因病机的认识

胡荫奇认为本病的病因病机较复杂,概括起来主要有虚、邪、痰、瘀四方面。

虚,指脏腑组织功能低下或人体精、气、血、津液不足,其中以肾精不足、督脉空虚为主,先天禀赋不足,则肾精亏虚,督脉失养(督脉者贯脊属肾,督脉为病则脊强而厥),卫外不固,易感邪发病。现代医学已证明强直性脊柱炎有遗传倾向,发病有家族聚集性,并与HLA-B27密切相关;近来有人对多子女强直性脊柱炎家系中子女的患病频率进行调查研究,发现晚生子女较早生子女患病率高,末胎子女较首胎子女患病率高,两者比较具有显著性差异。此现象可能与父母生育年龄较大(肾精亏虚,致使晚生子女先天禀赋不足)有一定关系。从而说明先天禀赋不足、肾督亏虚是强直性脊柱炎发病的一个重要原因。

邪,指外感六淫邪气,在肾督亏虚基础上,复感外邪(风、寒、湿、热等),外邪侵入人体是导致本病的主要原因,邪气侵袭阻闭经络,气血运行不畅,脊柱关节筋脉失养,不通则痛,发为本病。若患者素体阳虚,感邪后易从寒化,形成寒湿痹阻之证;若患者素体阴虚,感邪后易从热化,则形成湿热痹阻之证,亦有部分患者直接感受湿热毒邪而致病。

痰瘀,是体内的痰浊与瘀血。痰为体内津液所滞,瘀为体内血液所凝。痰瘀既是机体在病邪作用下脏腑功能的病理产物,又可以作为病理因素作用于机体,痹阻经络,胶着于脊柱骨骺,使气血运行不畅,筋脉失养,遂致脊背部僵硬变形等症。

总之,在强直性脊柱炎的发病过程中,先天肾精不足、督脉空虚是发病的关键,风寒湿热之邪等因素起着诱发作用,正虚邪侵,邪恋损正,日久不愈,痰瘀内生,终致筋挛骨损,脊背强直失用。

三、辨证论治，强调依法统方

辨证是决定治疗的前提和根据，论治是治疗疾病的手段和方法。辨证论治的过程，就是中医认识疾病和解决疾病的过程。对于强直性脊柱炎的治疗，胡荫奇提倡在准确全面辨证的基础上选方用药，以求达到谨守病机、方证合宜的目的。

1. 湿热痹阻证　临床以腰背部僵硬疼痛明显，伴周围关节红肿热痛，舌红，苔黄或黄腻，脉滑数为主要表现。实验室指标如血沉、C-反应蛋白可见明显升高。治疗应以清热除湿、凉血解毒为主，佐以除痹通络之剂。选方多以四妙散、四妙勇安汤及当归拈痛汤加减为基础，常用处方为：黄柏15g，防己15g，土茯苓15~30g，萆薢15~20g，苦参15g，木瓜12~30g，薏苡仁15~30g，秦艽15g。

湿盛者，加茯苓、泽泻、白术等；热象偏重者，加蒲公英、忍冬藤、紫草、白花蛇舌草、虎杖、赤芍等。强直性脊柱炎疾病的活动往往由外感、炎性肠病等引起，故各因诱因不同，辨证治疗时有所兼顾。兼见上感症状的，常加用清热解毒利咽之品，如金银花、连翘等；兼见腹泻腹痛等肠病症状的，常加用清利大肠湿热之品，如葛根、黄连、黄芩等。

2. 肝肾不足，寒湿痹阻证　临床以腰背疼痛不定或固定不移，疼痛阴雨天或感寒后加重，得温痛减，舌质淡红，舌苔薄白或白腻，脉沉弦或沉细为主要表现。骶髂关节X线片可为Ⅱ级改变。治疗宜平补肝肾，祛风散寒，除湿通络。用药常以阳和汤为基础加减化裁。方用：熟地15~20g，鹿角胶12g(烊化)，炙麻黄9g，狗脊15g，青风藤15g，巴戟天15g，淫羊藿15g，白芍15g，穿山龙15g，续断15g。方中补血与温阳并用，化痰与通络相伍，扶阳气，化寒凝，通经络。胡荫奇强调，此期患者补宜肝肾之品常选用药性平和，如续断、牛膝、桑寄生、枸杞等；祛风散寒，除湿通络之剂常选羌活、防风、威灵仙、徐长卿、独活等，少用附子、乌头等温燥之品。

3. 肝肾阴虚证　临床以夜间腰背疼痛，腰膝酸软无力，肢体肌肉萎缩，关节拘挛，形体消瘦，潮热盗汗，舌红少苔，脉细数或弦细数为主要表现。治疗宜选用滋养肝肾之剂。方用：生熟地各15~30g，女贞子15g，牛膝15g，知母10~15g，山萸肉15~20g，山药15g，黄柏15g，秦艽15g，当归15g等。同时配合服用健步强身丸，滋补肝肾，宣痹止痛。

4. 肾阳亏虚证　临床以腰背部疼痛，僵硬不舒，甚至腰脊僵直或后突畸形，腰膝酸软无力，畏寒喜暖，舌质淡，苔白或薄白，脉沉弦为主要表现。治疗宜给予温肾壮督之剂，如补骨脂、骨碎补、淫羊藿、川断、狗脊等。常用方剂有独活寄生汤、附子汤、补肝汤等加减。方用：狗脊15g,淫羊藿15g,骨碎补15g,补骨脂15g,杜仲15g,川牛膝15g,桑寄生15g,白芍15~30g,续断15g。

5. 瘀血痹阻证　临床表现可见腰背、关节疼痛,固定不移,痛处拒按。舌质黯红,或见瘀点、瘀斑,舌苔薄白或薄黄,脉涩。治疗宜以活血通络为法。然又因活血药的性味有所不同,患者的病证有寒、热、表、里、虚、实之别,临证时应注意辨证施药。如对寒湿偏盛者,胡荫奇多选用当归、川芎、红花、延胡索、片姜黄、莪术、牛膝、鸡血藤等药;对湿热偏盛者,多用当归、丹参、生地、赤芍、虎杖、益母草、穿山甲等药。活血药的作用亦有强弱之分,不同病理阶段应选用不同药物,如早期应选用当归、丹参、生地、赤芍、鸡血藤等养血和血,中后期患者则应选用川芎、红花、三七、穿山甲、益母草、牛膝、延胡索活血化瘀,莪术、三棱、桃仁、血竭、土鳖虫破血逐瘀。

6. 痰瘀痹阻证　临床可见肢体关节疼痛,局部肿胀难消,腰背关节僵硬变形、屈伸不利。舌质紫黯,或见瘀斑,苔白或白腻,脉弦涩或弦滑。治法宜在活血化瘀的同时化痰散结。常用的化痰散结药有莪术、土贝母、夏枯草、姜半夏、胆星、山慈菇、鳖甲、僵蚕、生龙牡、白芥子等。

四、对症治疗，用药针对性强

强直性脊柱炎是一种以中轴关节慢性炎症为主的全身性疾病。其发病主要累及骶髂关节、髋关节、椎间关节及肋椎关节等。约1/3的患者可见周围关节症状,还可累及眼、心、肺等多器官。常见症状为腰背僵硬或疼痛,晚期可发生脊柱强直、畸形,以致严重功能受损。在辨证治疗的同时,根据不同临床症状,酌情选用具有针对性治疗意义的药物,可以大大增加疗效。

1. 中轴关节　本病的关节症状主要表现在骶髂关节和脊柱,以腰背疼痛、僵硬、活动受限为主要表现。

(1)腰背疼痛: 疼痛是本病的主要临床表现。古有"不通则痛""不荣则痛"之说,提示疼痛的两大病机。其治疗不外从气血两方面着手。如果疼痛呈隐痛、酸痛性质,以虚证为多; 疼痛呈僵痛性质,则以实证为多。如疾病早期,患者腰背隐痛,痛处游走不固定,多为病初感受风寒湿邪,可加用羌活、威灵仙、藁本、防风等祛风散寒通络之品。夜间或晨起腰背疼痛,活动后缓解,则属瘀血痹阻,应选用莪术、路路通、三七粉、鸡血藤、川芎、延胡索等理气活血通瘀之剂。而病变后期,腰背僵硬隐痛,多属肝肾不足,肌肉、筋脉失养,则宜选用狗脊、桑寄生、杜仲、续断、补骨脂等补益肝肾、强健筋骨之品。

另外,根据患者疼痛的不同部位,胡荫奇灵活选用一些针对性治疗药物增加疗效。如病变侵及颈椎,出现颈肩部疼痛者,可选用葛根、白芷、片姜黄、羌活、白芍等;脊背部疼痛者,常酌加全蝎、蜈蚣、僵蚕等补肾通督,另外也有"取类比象"之意。

(2)腰背僵硬:强直性脊柱炎患者常有晨起或一个体位时久后脊背僵硬不舒之表现,治疗上常从行气活血化痰着手,临床常选用乌药、鸡血藤、白芥子等。病变后期,患者出现脊背强直、肢体拘挛者,则配合芍药甘草汤养肝血,柔筋脉,舒挛缓急,另外还可给予伸筋草、青风藤等疏通经络。

2. 外周关节　部分患者可出现外周关节症状,以髋、膝、踝等下肢负重关节为最多见,以受累关节疼痛、肿胀为主要表现。

(1)四肢关节疼痛:四肢关节酸痛者多为湿邪痹阻或血不荣筋,治疗时应配合桂枝、白术、防风等祛风除湿之品或鸡血藤、当归等养血荣筋之药物。腰骶酸痛则多属肾精亏虚,治疗时应佐以熟地、山萸肉、枸杞等滋养肾阴药。如疼痛明显、固定,或一个体位时久后加重,活动后减轻,或关节胀痛者,则以实证为多见。治疗宜从清热利湿、活血通络、化痰散结等法着手,药选薏苡仁、黄柏、川牛膝、僵蚕、萆薢、莪术、蜂房、山慈菇、白芥子等。

从疼痛部位来看:侵及胸肋关节,出现胸痛者,则选用延胡索、檀香、三七及虫蛇类药以通络,同时酌加郁金、香附、枳壳等入肝经行气解郁之剂;足跟疼痛者,胡荫奇常于方中加用红花、川断、桑寄生、威灵仙等。如患者久痛不消,则可加用蜂房、蜈蚣、土鳖虫、穿山甲等通络剔邪之品。

(2)关节肿胀:外周关节肿胀症状,常以下肢单关节为主(膝、踝关节)。关节红肿热痛者,胡荫奇常选取四妙散,配合车前子、泽泻、萆薢、防己、木瓜等清热利湿;苦参、忍冬藤、络石藤、土茯苓、泽兰等凉血消肿。关节肿胀,不红不热者,则多属湿浊凝聚,常选用温阳健脾、除湿通络之品,如白术、党参、陈皮、肉桂、鹿角镑等。关节漫肿难消者,乃痰浊瘀血留驻关节,黏腻胶着,此时单纯使用化痰祛瘀之药往往难取佳效,胡荫奇常选用皂刺、白芥子、浙贝母等豁痰散结;莪术、苏木、刘寄奴等破血逐瘀,同时加用穿山甲、土鳖虫、僵蚕、乌蛇等虫类药以增加搜剔通络之力。

对于外周关节肿痛,胡荫奇认为此乃邪痹肢节所致,故常配合使用一些藤类药,以引药力直达肢节,如海风藤、络石藤、桑枝、桂枝等。

3. 关节外症状　强直性脊柱炎除关节症状外,还可见眼部、心脏、肺脏、神经系统受累表现。其中以眼部表现多见,约25%患者出现虹膜炎,且虹膜炎发作与病情活动有一定关系,临床主要表现为畏光、疼痛、流泪等。肝开窍于目,眼炎的出现当责之于肝。外感风热邪气,客于肝经,循经上扰;或肝肾阴亏,水不能制火,虚火沿肝经上炎;或患者情志失调,肝气郁滞,化火上炎;或湿热内蕴,侵扰肝经,循经上扰,均可导致眼炎的发生。胡荫奇在治疗强直性脊柱炎眼炎时,尤其注重清肝,常选用夏枯草、川楝子、栀子等凉血清肝药。如果兼有眼痒表现,则加用祛风之剂,如荆芥、防风、白蒺藜等。

4. 循经用药 经络有一定的循行部位和络属脏腑,可反映出所属脏腑的病变。故胡荫奇在临床上常常根据疾病症状出现的部位,结合经络循行部位,进行循经辨证,在临床遣方用药时,可根据药味的归经,增强药物治疗的定位,提高疗效。如:腰背颈项僵痛者,属太阳经病证,常加用羌活、防风、藁本、葛根等归膀胱经之剂;患者腹股沟疼痛者,属足厥阴肝经病变,常加用柴胡、香附;足跟痛或跟腱痛者,属足少阴肾经病变,常加用独活、细辛、川牛膝等。

五、整体治疗,提倡内外合治

对于强直性脊柱炎,胡荫奇一贯提倡综合性治疗以提高疗效。他常常在诊治过程中指导患者进行适度的功能锻炼,增加肌肉力量,保持关节旁韧带柔韧性及关节活动度。另外,对于出现椎体僵直、活动受限或外周关节症状明显患者,还要配合局部中药热敷及中频中药离子导入治疗以缓解症状。透骨草及伸筋草是外治常用中药。椎体、关节僵直、活动受限者,常配合白芍、鸡血藤、路路通等药以通络缓急。关节冷痛或漫肿难消者,常酌选红花、鸡血藤、细辛、威灵仙、徐长卿、白芥子等配合应用以温通经络、散寒除湿。若关节红肿热痛者,则配合生大黄、芒硝、丹皮、赤芍等外用以凉血消肿止痛。

六、治疗强直性脊柱炎常用药对

胡荫奇在强直性脊柱炎治疗中,常常选择两味以上的药物配合应用,形成了其独具特色的治疗强直性脊柱炎的药对。常用的药对有:鳖甲与三七粉、羌活与独活、半枝莲与白芥子、徐长卿与穿山龙等。

1. 鳖甲与三七粉 鳖甲咸寒,入肝经,滋养肝阴,又可软坚散结。现代药理研究发现,鳖甲可提高胶原酶活性,增加胶原降解,有抑制动物结缔组织增生的作用。有报道表明,鳖甲超微细粉具有增加骨密度的功能,在钙吸收率和提高股骨骨密度及股骨骨钙含量方面优于碳酸钙。胡荫奇在临床使用鳖甲时,多取其软坚散结之功效,并配合具有活血散瘀消肿之功的三七粉,应用于强直性脊柱炎早期,防止出现椎体韧带钙化,控制病情进展。

2. 羌活与独活 羌活辛苦,性温,入膀胱、肾经;既可发汗解表,散足太阳膀胱经游风、头风,又可祛风湿、利关节、止疼痛,治疗由于风寒湿邪侵袭而致的肢体疼痛、肩背酸痛,尤其善治上半身之疼痛。独活味辛、苦,性微温,入膀胱、肾经,具有祛风胜湿、宣痹止痛之功效。羌活行上焦而理上,长于祛风寒,能直上巅顶,横行肢臂;独活行下焦而理下,长于祛风湿,能通行气血,疏导腰膝,下行腿足。两药配伍,一上一下,直通足太阳膀胱经,共奏疏风散寒、除湿通痹、活络止痛之功。

3. 半枝莲与白芥子　半枝莲性寒味辛,入肝、肺、胃经,具有清热解毒、活血消肿、利尿之功能,常用于治疗疮疡痈疽、咽喉肿痛、水肿、黄疸以及跌打损伤等。现代药理研究证实,半枝莲有抗菌、抗病毒、抗癌功能,并有促进细胞免疫的作用。白芥子辛温,归肺经,为气分药,具有祛痰散结、消肿之功效,能够搜逐皮里膜外和筋骨关节间之痰浊。现代药理研究表明,白芥子具有祛痰和抑菌作用。两者配伍,寒温并用,既能清热解毒、化痰散结,又能祛瘀消肿,对于治疗痰湿毒瘀痹阻经络关节所致的腰骶及脊背部疼痛,脊背强直僵硬变形,转侧俯仰不利等有良好效果。另外,两者配伍,其抗菌、抗病毒作用能有效抑制肠道细菌,尤其是克雷白杆菌的生长繁殖,从而阻断细菌对本病的触发作用,与现代医学运用柳氮磺胺吡啶治疗有异曲同工之妙。

4. 徐长卿与穿山龙　徐长卿味辛,性微温,归肝、胃经,有较好的祛风止痛作用。穿山龙味苦,性微寒,入肝、肺经,功能祛风除湿,活血通络。两药配合,祛风活络止痛效果明显,广泛用于风寒湿阻、气滞血瘀所引起的关节疼痛之症。

第三节　辨治干燥综合征经验

干燥综合征属中医"燥痹"范畴。其发病之根本在于"燥邪"。《素问·阴阳应象大论》中有"燥胜则干",金代刘完素在《素问玄机原病式》中曰"诸涩枯涸,干劲皴揭,皆属于燥"。这是对燥邪致病病理特点及临床表现的总概括。清代喻嘉言认为"燥之为病,内感外伤宜分",建议把内燥和外燥区别开来。干燥综合征起病隐匿,病程绵长,损及范围广,没有显著的季节性发病性质,与脏腑内伤有关,当属"内燥"范畴。《医学入门》也说:"燥分内外,外因时值阳明燥令……内因七情火燥,或大便失利,亡津,或金石燥血,或房室竭精,或饥饱劳逸损胃……皆能偏助火邪,消烁血液。"可见本病的病因为先天禀赋不足,肝肾阴精亏虚,精血不足,阴津亏耗,不能濡润脏腑、四肢百骸;或因情志失调,肝郁化火,火热伤津成燥;也有因反复感受燥邪或过多服用燥热药,积热酿毒,灼伤津液,化燥而成。燥邪日盛,蕴久成毒,煎灼阴津,清窍失于濡养,日久阴血不足,血行失畅,瘀血阻络,累及皮肤黏膜、肌肉关节,病久损及胃、脾、肝、肾等脏腑,而生本病。津伤成燥,燥盛伤津,互为因果,故本病病情长久,缠绵难愈。

一、对干燥综合征病因病机的认识

1. 阴虚生燥　本病以中年以上女性多见。其因乃先天禀赋不足,五脏柔弱,肝肾阴虚;或年老阴气渐衰,或热病后期,或大病久病,加之女子多经孕产乳之苦,阴血亏耗,津液耗伤,口眼清窍失润,脏腑组织失其濡养而生燥证。

2. 情志因素　因情志失调,肝郁化火,火热伤津成燥,或由于思虑劳倦伤及脾脏,营阴受损,机体正常之津液不足,难以为继,则易发为燥证。

3. 饮食失调　脾为后天之本,主运化水液,水谷通过胃之受纳腐熟、脾的吸收转化输布全身,脾得水谷之精微而化生阴液,以旁溉四肢百骸、五脏六腑,发挥滋养濡润的作用。正如唐容川《脏腑病机论》指出:"脾称湿土,土湿则滋生万物,脾润则长养脏腑。"然《素问·生气通天论》曰:"阴之所生,本在五味;阴之五宫,伤在五味。"如饮食不节或嗜食辛香炙煿、膏粱厚味之品,损伤脾胃。脾胃虚弱,脾阴亏损则津液乏源,不能上荣口、鼻、目,而见口、鼻、眼干燥;不能旁溉四肢经络、肌肉皮肤,则见皮肤干燥,肌体之泽,肌肉关节疼痛;不能内养五脏六腑,可见脏腑功能失调。

4. 风热燥邪侵袭　素有阴虚之质,加之外感温热燥邪,郁久化热,煎灼津液;或金石药毒,积热酿毒,灼津炼液化燥而致本病。

5. 瘀血阻络　"津血同源",津与血两者关系密切。燥邪伤阴,气阴两伤,津少而血运涩滞,气弱而运血无力,导致瘀血内停。瘀血内停,无以渗于脉外为津,久之加重了皮肤、肌肉等干燥症状。脉络瘀阻,而生肌肉关节之症状。

本病的基本病机为素体阴血津液亏虚,外则皮肤、毛发、九窍失于润泽,内则筋骨、关节、肌肉失于滋养,而现一派枯竭干燥、阴亏火热、瘀血痹阻等异常表现。日久迁延不愈,累及多系统脏腑组织。故以阴虚为本,瘀、痹、燥象为标。

本病的发病本质是气阴亏虚,与肺、脾、肝、肾的脏腑密切相关。其病位在口、眼、鼻、咽等清窍,疾病发展亦可累及全身皮肤黏膜、肌肉关节,甚至脏腑。本病性质属本虚标实,以肺、脾、肝、肾等脏腑阴虚为主,以燥热瘀血互结为标。

二、辨证求因,分证论治

1. 脾胃阴虚证

证候特点:舌干口燥,干呕呃逆,进硬食需用水送下,或饥不欲食,或胃脘隐痛,或牙痛,大便干结,舌红少津,脉细。

辨证求因: 脾胃阴虚,津不上承。

治法: 健脾益胃,养阴生津。

方药: 沙参麦冬汤合增液汤加减。

沙参、麦冬、玄参、石斛、生地、玉竹、白芍、知母、当归、黄精、甘草。

加减: 兼有便秘者,除加用生大黄、麻子仁、肉苁蓉、枳实、厚朴等润肠通便药外,依据肺与大肠相表里原则,酌情加用蝉蜕、葛根、升麻等以宣利肺气,养阴润肺; 腹胀纳差者,加焦三仙、白扁豆、莱菔子; 咽干口燥者,加天花粉、芦根。

2. 肺肾阴虚证

证候特点: 口干咽燥,声音嘶哑,咳嗽少痰,心烦少寐,骨蒸潮热,腰膝酸软,舌红苔少,脉细数。

辨证求因: 肺肾阴虚,清窍失养。

治法: 清肺益肾,滋阴生津。

方药: 百合固金汤加减。

生地、熟地、麦冬、玄参、百合、沙参、青果、阿胶、桔梗、贝母、知母、山药。

加减: 口咽干燥甚者,可加芦根、甜柿霜、乌梅; 阴虚内热者,加地骨皮、鳖甲。

3. 肝肾阴虚证

证候特点: 眩晕耳鸣,口干目涩,视物模糊,两胁隐痛,爪甲枯脆,失眠盗汗,腰膝酸软,肢体麻木,筋脉拘急,舌红苔少或无苔,脉沉弦或细数。

辨证求因: 肝肾阴虚,肝窍失养。

治法: 滋补肝肾,养阴生津。

方药: 一贯煎合左归饮加减。

枸杞子、菊花、生地、熟地、沙参、麦冬、首乌、白芍、墨旱莲、木瓜、山萸肉、桑椹。

加减: 眼干涩,视物模糊者,加石斛、女贞子; 失眠多梦者,加酸枣仁、首乌藤、灵磁石; 口干、五心烦热者,加玄参、地骨皮; 盗汗者,加浮小麦、煅牡蛎。

4. 气阴两虚证

证候特点: 口干眼干,神疲,倦怠乏力,自汗盗汗,食欲不振,舌红少苔,脉沉弱无力。

辨证求因: 气阴两虚,清窍失养。

治法: 益气养阴,生津润燥。

方药: 增液汤合生脉饮加减。

太子参、怀山药、麦冬、白芍、生地、山萸肉、丹参、黄精、炙鳖甲、五味子、玄参、炙甘草。

加减: 自汗、盗汗明显者,加黄芪、白术、浮小麦等; 乏力明显者,加黄芪; 口干明显者,加葛根、乌梅。

5. 阴虚血瘀证

证候特点: 口干咽燥,眼干目涩,但欲漱水不欲咽,头晕目眩,皮肤粗糙,色黯发斑,四肢关节疼痛或屈伸不利,皮肤结节红斑,舌质黯少津,或紫黯有瘀点瘀斑,脉细涩。

辨证求因: 无水行舟,阴虚血瘀。

治法: 活血化瘀,益气生津。

方药: 增液汤合桃红四物汤加减。

玄参、当归、生地、赤芍、鸡血藤、桃仁、红花、丹参、牛膝、鹿衔草、穿山甲、甘草。

加减: 瘀血较重者,加三棱、莪术、土鳖虫等; 发颐者,加瓜蒌、夏枯草、贝母、牡蛎。

三、临床常用药对

1. 山萸肉与白芍　山萸肉味酸涩,微温,归肝、肾经,具有补益肝肾、收敛固涩等功效; 其性温而不燥,补而不腻,即可补益肾精,又能温肾助阳。白芍苦酸甘,微寒,归肝、脾经,具有养血调经、平肝止痛、敛阴止汗的作用。此两药在干燥综合征的治疗中常常配合使用,取山萸肉补益肝肾之本,白芍养血柔肝治其标的作用。对于治疗肝肾不足导致的口眼干燥、关节筋脉拘挛不舒、腰背酸痛等为不可多得的良药。

2. 龟甲胶与鹿角胶　龟甲胶味甘,咸寒,归肝、肾、心经,具有滋阴潜阳、益肾健骨、养血补心之功效; 其甘能养阴,咸寒清热,善滋阴清热,为治疗阴虚内热、骨蒸劳损常用之剂。另外,龟甲胶滋补肝肾,培补真阴,故有治疗肝肾阴虚引起的双目干涩、视力减退、目暗不明之能。鹿角胶又称白胶,为鹿角煎熬而成的胶块; 味甘咸,性温,归肝、肾经,功能补肝肾,益精血。此两药同用,可以阴阳双补,补益肝肾精血之力更强,适用于肝肾两虚之证。临床上鹿角胶也可用鹿角霜代替。鹿角霜与鹿角胶相比,补益之力较弱,但药不滋腻,适合长期应用。

3. 鳖甲与穿山甲　鳖甲咸寒,归肝、脾、肾经,具有滋阴潜阳、软件散结之功效。生鳖甲偏于滋阴潜阳,醋制鳖甲偏于软坚散结。穿山甲咸而微寒,归肝、胃经,具有活血消癥、通经下乳、消肿排脓之功效; 性善走窜,《医学衷中参西录》中云"其走窜之性,无微不至,故能宣通脏腑,贯彻经络,透达关窍,凡血凝血聚为病,皆能开之"。此两药均为动物之坚甲,鳖甲长于入阴分,治疗热入阴分,血闭邪结者,配合穿山甲"直透所结之处",消除癥瘕痞块,为干燥综合征所致肺间质纤维化治疗常用药对。

4. 生地与玄参 此两药之配伍见于《温病条辨》增液汤。生地苦甘,寒,归心、肝、肾经,具有清热凉血、养阴生津之功效。《本草经疏》称:"干地黄,乃补肾家之要药,益阴血之上品。"玄参苦甘,咸寒,归肺、胃、肾经,具有清热凉血、滋阴解毒之功效。《本草正义》云:"玄参,禀至阴之性,专主热病,味苦则泄降下行,故能治脏腑热结等证。味又辛而微咸,故直走血分而通血瘀。亦能外行于经隧,而消散热结之痈肿。寒而不峻,润而不腻,性情与知、柏、生地近似,而较为和缓,流弊差轻。"《医学衷中参西录》云:"玄参,味甘微苦,性凉多液,原为清补肾经之药。又能入肺以清肺家烁热……"两药配合,生地凉而不温,补而不腻,兼能走络,凉血滋阴;玄参养阴降火,适用于阴虚上浮之火,对于干燥综合征之阴虚偏重者及风湿病长期使用激素而出现阴虚火旺者,尤为适宜。

第四节 辨治系统性红斑狼疮经验

系统性红斑狼疮(SLE)是一种自身免疫病,由能与组织结合的自身抗体和免疫复合物介导的机制造成器官、组织和细胞损伤。血清中出现以抗核抗体为代表的多种自身抗体和多系统受累是SLE的两个主要临床特征。90%的SLE患者是育龄女性,但各性别、各年龄段、各种族均可受累。在美国多地区的流行病学调查显示,SLE的患病率为(15~50)/1 000 000。胡荫奇认为系统性红斑狼疮属于中医痹病范畴,对于本病的临床治疗主张辨证论治与辨病论治相结合,分期制宜;临床用药主张在分证论治的基础上,加用具有类激素作用的植物药物治疗,获得满意疗效。兹总结如下:

一、辨证论治,分期制宜

一般根据本病的临床表现特点,分为急性期或活动期和恢复期,急性期或活动期以气营两燔、热毒痹阻证多见,恢复期则以气阴两虚、阴虚血瘀证多见。对于本病的治疗主张辨证论治,分期制宜。胡荫奇根据SLE的病因病机与临床表现,常把SLE分为以下几型进行分证论治。

1. 热毒痹阻证(多见于急性期或活动期)

证候特点:面部或躯干、四肢斑疹鲜红,高热持续不退,烦躁、面赤、口渴,甚或狂躁谵语、神昏惊厥,或兼鼻衄、尿血、皮肤紫斑,小便黄赤,大便秘结,舌质红绛,苔黄,脉弦细数或滑数。

治法:清热解毒,凉血消斑。

方药: 犀角地黄汤合四妙勇安汤加减。

水牛角、生地黄、丹皮、赤芍、金银花、玄参、当归、生甘草、穿山龙、紫草、半枝莲、土贝母、土茯苓等。

2. 气营两燔证(多见于急性期或活动期)

证候特点: 高热持续不退,口干渴较甚,咽痛甚,吞咽困难,汗出,烦躁不安,关节疼痛较剧,身体多发红色皮疹,溲黄,便干,舌质红或绛,苔黄燥少津,脉洪数。多见于疾病的发热期。

治法: 清营凉血解毒。

方药: 白虎汤合清营汤加减。

生石膏、知母、水牛角、生地、丹皮、玄参、金银花、连翘、穿山龙、虎杖、赤芍、青蒿、白薇等。

3. 阴虚血瘀证(多见于恢复期)

证候特点: 热势减缓但低热持续不退,五心烦热,两颧潮红,盗汗,身疲乏力,皮疹隐隐未净,腹中隐痛夜间尤甚,关节酸痛而胀,口干溲赤,舌质嫩红或兼瘀斑,苔薄白或薄黄而干,脉细微数。

治法: 养阴退热,活血化瘀通络。

方药: 增液汤合青蒿鳖甲汤加减。

玄参、生地、麦冬、炙鳖甲、知母、丹皮、赤芍、青蒿、地骨皮、白薇、生甘草、穿山龙等。

4. 气阴两虚证(多见于恢复期)

证候特点: 全身乏力,纳呆,精神萎靡,心悸,气短,活动后加重,腰脊酸痛,脱发,口干,经常恶风怕冷,自汗盗汗,大便燥结,舌淡或舌质红,苔薄白,脉细弱或细数。

治法: 益气养阴。

方药: 生脉散合参芪地黄汤加减。

太子参、麦冬、五味子、生黄芪、生熟地、生山药、山萸肉、丹皮、泽泻、云苓、半枝莲。

5. 脾肾阳虚证(多见于恢复期)

证候特点: 颜面及四肢浮肿,尤以双下肢为甚,腰膝酸软,形寒肢冷,面色萎黄,神疲倦怠,腹胀食少,尿少,严重者可出现悬饮,尿闭,胸憋气促,不能平卧,喘咳痰鸣或腹大如鼓,心悸气促。舌体胖嫩、质淡,苔薄白,脉沉细弱。

治法: 温肾健脾,化气行水。

方药: 真武汤合济生肾气丸加减。

制附子、赤白芍、云苓、白术、怀牛膝、车前子、肉桂、熟地、生山药、山萸肉、丹皮、泽泻、半枝莲、益母草等。

二、临床用药，匠心独具

临床用药主张辨证辨病相结合，在分证论治的基础上，加用具有类激素作用的植物药治疗，并形成了独具特色的固定药对如穿山龙与萆薢、紫草与生地、土茯苓与土贝母、丹皮与赤芍、巴戟天与知母等。

1. 穿山龙与萆薢　穿山龙苦，微寒，入肝、肺经，功能祛风除湿，活血通络，并有清肺化痰、凉血消痈的作用；萆薢苦，平，入肾、胃经，具有利湿祛浊、祛风除痹之功效。两药配伍，共同起到祛风除湿、祛瘀通络的作用，临床常用于湿热痰瘀痹阻经络引起的关节疼痛，特别是对缓解晨僵有良效。现代药理研究证实，穿山龙的主要成分为薯蓣皂苷等多种甾体皂苷，在体内有类似甾体激素样的作用，水煎剂对细胞免疫和体液免疫均有免疫作用，而对巨噬细胞吞噬功能有增强作用，对金黄色葡萄球菌等多种球菌及流感病毒等有抑制作用；萆薢含薯蓣皂苷等多种甾体皂苷，在体内亦有类似甾体激素样的作用。穿山龙与萆薢配伍不仅能增强祛风除湿、祛瘀通络的作用，而且还能因具有类激素样作用而发挥免疫抑制之功，对风湿免疫性疾病如SLE发挥针对性治疗作用。

2. 紫草与生地　紫草甘，寒，归心、肝经，具有凉血活血、解毒透疹之功；生地甘，寒，归心、肝、肾经，有清热凉血、养阴生津之功。两者配伍，共奏清热凉血、解毒透疹之功，临床上常用于治疗系统性红斑狼疮血分热毒壅盛的患者，具有良好的凉血解毒消斑的功效，对于消除患者面部的红斑有良效。

3. 土茯苓与土贝母　土茯苓味甘、淡，性平，入肝、胃经，具有解毒、除湿、通利关节之功。《本草正义》云："土茯苓利湿去热，能入络，搜剔湿热之蕴毒。"土贝母味苦，性微寒，归肺、脾经，既能清热解毒，又能消肿散结。两者配伍，功擅清热解毒、利湿消肿散结、通利关节，是治疗系统性红斑狼疮关节肿痛的要药良对，适用于系统性红斑狼疮急性期或活动期，关节红肿热痛，屈伸不利，咽喉疼痛红肿，风湿指标升高，舌红苔黄，脉数者，对于降低风湿指标，缓解关节肿胀疼痛，改善关节功能有良效。

4. 丹皮与赤芍　丹皮味苦、辛，性寒，入肝、心、肾经，具有清热凉血、活血散瘀之功；赤芍味苦，性微寒，归肝经，能够清热凉血、散瘀止痛。两者配伍，共奏清热凉血、活血散瘀止痛之功，对于治疗系统性红斑狼疮血分热毒壅盛所致面部及周身的斑疹、结节及肢体关节疼痛有良效。

5. 巴戟天与知母　巴戟天辛、甘，微温，归肝、肾经，具有补肾助阳、祛风除湿的功效，与知母相伍为用，辛开苦降，寒温并用，既能祛风散寒除湿，又能清热泻火，生津润燥，治疗外寒内热，寒热错杂之证。现代药理研究显示，巴戟天主要成分为糖类、黄酮、氨基酸等，其乙醇提取物及水煎剂有明显的促肾上腺皮质激素样作用；知母与巴戟天配伍，共同发挥类激素作用及退热作用，对SLE的发热、关节痛、皮疹可发挥良好的治疗作用，尤其对长期应用激素需要逐渐撤减者，可以减少激素的撤减反应，帮助患者平稳撤减激素。

第五节　辨治骨关节炎经验

骨关节炎属于中医骨痹范畴，其发病不外乎外感风寒湿邪，内伤于肝肾不足，气血失和或有跌仆损伤，均使气血运行不畅，络脉阻滞不通，病久则肝肾两亏，筋软骨痿，而发生功能障碍。胡荫奇辨证治疗本病，遣方用药，匠心独具，每每取得显著疗效。现将胡荫奇辨治骨关节炎的经验总结如下：

一、对骨关节炎病因病机的认识

中医认为肾主骨，肝主筋，年老肝肾渐衰，肝肾阴精亏虚，无以濡养筋骨，故易出现骨与关节等处的疼痛。年老阳气渐衰，脾肾阳虚，痰浊内生，凝结于骨节之处，而形成了骨刺、骨赘。

1. 年老肝肾亏虚　中年以后，肝血肾精渐亏，气血不足，致筋骨失养，形体疲极而易发本病。

2. 外邪内侵　肝肾亏虚，风寒湿等外邪乘虚侵袭，致经络、关节气血痹阻不通，造成关节周围组织疼痛。而肥人关节疼痛则多为风湿与痰饮流注经络，致局部气血凝滞，络脉受阻，不通则痛。久痛入络、入骨，骨失濡养，日久则骨痿渐生，且与风、寒、湿、痰并存。

3. 劳损过度　因长期姿势不良，过度负重用力，劳损日久，致气血不和，经脉受阻，筋骨失养更甚，伤及筋骨，累及肝肾，使病变加重。

4. 骨节外伤　腰部扭伤或膝、踝部挫伤后治疗或休息不当，均可引起本病，或加速退行性病变的进程。

故本病的发生以肝肾精血亏虚为本，外邪乘虚侵袭、骨节外伤为病之标，肝肾亏虚，或风寒湿等外邪乘虚侵袭，或骨节外伤，或劳损过度，致气血痹阻不通，筋骨失养，造成关节周围组织疼痛。

二、病证结合，临床用药，匠心独运

骨关节炎作为一种疾病，在其发病过程中，就其病因病机、发病机制、临床表现及转归上必有其规律性（共性），但反映到每一位骨关节炎患者身上，由于先天禀赋，后天的居住环境、饮食营养，发病诱因及体质类型之不同，又各有特点(个性),因此临床治疗时既要针对每个病人的特点进行辨证论治,又要针对骨关节炎这种病的发病机制及其疾病发展规律进行辨病治疗,选择对骨关节炎具有针对性治疗作用的药物。胡荫奇在辨证的基础上常选用下列药对治疗骨关节炎。

1. 杜仲与续断 杜仲味甘,性温,入肝、肾经,能补肝肾、强筋骨、益精气,用于治疗肝肾不足、精气亏损所引起的腰膝酸痛、筋骨痿软,以及小便频数、阳痿等。续断味苦,性温,入肝、肾经,既能补肝肾、强筋骨、通血脉、止疼痛,用于治疗肝肾不足、血脉不利所引起的腰腿疼痛、足膝无力,以及风湿痹痛、筋骨拘急等症,还能通利血脉、疏通关节、接骨疗伤。杜仲入气分,补肝肾,强筋骨,善走经络关节之中,《得配本草》载其"入滋补药,益筋骨之气血;入祛邪药,除筋骨之风寒";续断入血分,补肝肾、强筋骨、通利血脉。两药配伍应用,其功益彰,补肝肾、壮筋骨、通血脉的力量增强;临床常用于骨关节炎日久不愈,肝肾亏虚、筋骨失养出现的腰膝酸痛。

2. 桑寄生与独活 桑寄生味甘、苦,性平,归肝、肾经,苦平质润,既能补肝肾、强筋骨,又可祛风湿、调血脉,有舒筋通络之功,是一味既有祛风湿作用,又具补肝肾之功的良药,对痹证日久,肝肾不足,腰膝酸痛者尤为适宜。独活辛苦微温,气芳香,性走窜,能达经脉骨节之间,搜风祛湿,为治疗风湿痹痛之要药,尤擅祛在下在里之伏风。现代药理研究显示,独活具有镇静、镇痛、抗炎等作用。二药同用,相使配对,擅入足少阴经,能益肾壮骨、祛风除湿、通痹止痛,具有扶正祛邪并施、标本兼顾之优点;临床用于风湿痹痛兼有肝肾不足之象者,尤为适宜。

3. 威灵仙与骨碎补 威灵仙味辛、咸,性温,通十二经脉,有祛风除湿、通络止痛的作用,醋炒还具有软化骨刺的作用。现代药理研究证实,威灵仙具有镇痛、麻醉、利胆、松弛局部痉挛等药理作用。骨碎补味苦,性温,归肾、肝经,具补肾强骨、活血续伤之功,用于肾虚腰痛,耳鸣耳聋,牙齿松动,跌仆闪挫,筋骨折伤。骨碎补水煎剂口服,对大鼠骨关节炎模型具有一定的改善软骨细胞、推迟细胞退行性变、降低骨关节病变率的功能,随剂量加大,作用增加,且在给药2个月后作用较佳。威灵仙和骨碎补配伍,共奏补肾强骨、祛风除湿、通络止痛的作用,治疗骨痹疼痛,疗效显著。

4. 续断与怀牛膝 续断苦、微温,能补肝肾,强筋骨,续伤折,治崩漏。《本草经疏》载续断"为治胎产,续绝伤,补不足,疗金疮,理腰肾之要药也"。怀牛膝苦酸,平,益肝肾,强筋骨,逐瘀通经,引血下行。两药同用,功擅补肝肾,祛瘀通经,适用于肾亏夹瘀之腰痛、闭经病证,症见腰痛日久,或肾虚之体,腰部挫伤,痛有定处,稍劳更甚,肢软无力,夜尿多,舌质平,苔净,脉小软。腰为肾之府,肾亏不足,腰痛易作,腰痛日久,络脉必痹,不通则痛。肾为先天之本,元气之根,与奇经八脉密切相关,肾亏冲任失调,易成月经不调。以上病证用此药对,甚为合拍。

第六节 辨治痛风经验

痛风是指机体内嘌呤代谢紊乱及(或)尿酸排泄减少所引起的一组疾病。其临床特点为高尿酸血症、反复发作的单一关节炎、尿酸钠盐形成痛风石沉积、痛风石性慢性关节炎,若未经适当治疗,最终发展为痛风性肾病。胡荫奇认为,痛风属于中医"痹病"范畴,湿浊热毒内蕴是其的主要病理基础,湿浊郁久蕴热化毒,流注关节、阻滞筋脉骨节是急性痛风性关节炎的发病原因,亦是痛风石性慢性关节炎反复发作的根源。治疗时主张病证结合,分期制宜。下面就胡荫奇辨治痛风的经验总结如下。

一、中医病因病机

痛风属于中医"痹病"的范畴,"痹"就是闭阻不通的意思。胡荫奇认为,本病的发病与"湿浊热毒"之邪闭阻筋脉骨节有关。素体肥胖或喜食辛辣、油腻、煎炸食物,嗜烟酒之人易导致"湿浊"蕴伏体内或留着于经脉之中,日久不祛易蕴热化毒。复因饮酒、进食辛辣肥甘厚味等诱因助湿生热,加之夜间阳气潜藏,气血流通缓慢,湿浊热毒之邪便会聚于筋脉关节,痹阻经络,常于夜间突然出现关节局部红肿热痛,而导致痛风发作。经过长期的临床实践研究,胡荫奇认为湿浊热毒内蕴是痛风发生的主要病理基础,湿浊郁久蕴热化毒,流注关节、阻滞筋脉骨节既是急性痛风性关节炎发生的病因病机,亦是痛风石性慢性关节炎反复发作的根源。所以,对本病的治疗在注重于清热利湿解毒的同时,佐以活血通络,往往能取得良好疗效。

二、辨证施治,分期制宜

经过长期的临床实践观察,胡荫奇一般把痛风分为四期:①痛风急性发作期;②痛风间歇期;③痛风反复发作期(又称痛风石性慢性关节炎反复发作期);④痛风性肾病期。并根据各期不同的病理特点,总结出治疗痛风的系列方药。

1. 痛风急性发作期　起病急骤,多数病发在夜间,突然关节剧烈疼痛,以第1跖趾关节、足趾关节受累较多,其他依次是足背、踝关节、足跟、腕关节等。症见局部红肿热痛,肤色黯红,有烧灼感,压痛明显,关节活动受限,站立或行走疼痛加剧。可伴有头痛、恶寒、发热、烦躁、口渴、小便黄赤,舌质红、苔黄或黄腻,脉滑数。

治疗从清热利湿解毒、化瘀降浊、消肿定痛立法,予痛风1号方:主要由苍术、黄柏、川牛膝、薏苡仁、秦皮、威灵仙、山慈菇、虎杖、徐长卿、金银花、连翘、车前子等组成。

2. 痛风间歇期 痛风急性发作期自行恢复或经治疗后恢复后,仅表现为血尿酸升高,无关节肿胀疼痛,关节周围及耳廓无痛风石沉积,无肾结石等。临床上患者多无明显不适,舌质红、苔薄黄或薄黄腻,脉滑细。

治疗宜从健脾利湿、升清降浊立法,予痛风2号方:主要由土茯苓、萆薢、云苓、白术、薏苡仁、车前子、葛根、泽泻、秦皮、徐长卿、猪苓等药组成。

3. 痛风反复发作期 一般由急性期发展变化而来。尿酸钠盐在关节内沉着逐渐增多,发作逐渐频繁,每次发作所波及的关节也逐渐增多,缓解期缩短。临床表现为关节疼痛剧烈,持续时间较长,但局部红肿灼热感无急性期明显,关节出现畸形,屈伸活动受限,耳廓、跖趾、指间、掌指关节等处可见痛风石,部分病人痛风石可增大,溃破后可见豆腐渣状白色尿酸盐结晶排出,多伴有口苦或口中黏腻不爽,胸闷脘痞不适,纳食不香,或腰痛、尿血,小便黄或混浊,大便黏滞不爽,舌质黯红、苔薄黄或薄黄腻,脉滑细或细涩。

治疗从健脾利湿泄浊、祛瘀散结、通络止痛立法,予痛风3号方:主要由苍白术、黄柏、川牛膝、薏苡仁、车前子、萆薢、猪苓、秦皮、百合、土茯苓、土贝母、莪术、红花等组成。

4. 痛风性肾病期 又称慢性高尿酸性肾病。痛风性肾病早期多无明显症状。痛风性肾病中期可出现腰部酸痛、轻度浮肿、中度血压升高,或出现轻度蛋白尿、镜下血尿等。晚期可表现为肾小球受累,滤过率下降,肾功能持续恶化,最终发展为慢性肾衰竭,临床上多表现为腰酸困不适,或下肢浮肿,体倦乏力,时有恶心、呕吐,纳差,夜尿频,夜尿增多等。也有一部分病人尿酸盐沉积于肾脏形成结石,出现腰痛、尿血。舌质淡黯、苔薄黄或薄白,脉细弱或沉细弱。

治疗宜从益肾健脾泄浊、化湿通络立法,方选参芪地黄汤合四妙散加减:主要由黄芪、党参、山萸肉、生山药、茯苓、泽泻、苍术、薏苡仁、黄柏、川牛膝、威灵仙、秦皮、土茯苓、泽兰、萆薢等药组成。

三、临床用药,匠心独具

胡荫奇治疗本病时,临证用药主张辨证辨病相结合,主张在中医辨证用药的基础上,选用一些经现代药理研究证实对痛风具有针对性治疗作用的药物。

如胡荫奇在辨证施治基础上,急性发作期多加用山慈菇、百合、徐长卿等经现代药理研究表明含有秋水仙碱样物质或具有抗炎镇痛作用的中药;痛风反复发作期多加用土茯苓、萆薢、黄柏、苍术等经现代药理研究具有降低尿酸作用的药物,或加用车前子、泽泻、秦皮、薏苡仁等具有促进尿酸排泄作用的药物;痛风间歇期多加入桃仁、泽兰、地龙等具有抑制尿酸合成的药物;并形成了独具特色的固定药对如山慈菇与徐长卿、威灵仙与土茯苓、土茯苓与萆薢、秦皮与土茯苓等,明显提高了临床疗效。

1. 山慈菇与徐长卿 山慈菇甘、微辛,寒,入肝、脾经,具有消肿、散结、化痰、解毒之功,常用于痈疽疔肿、瘰疬,喉痹肿痛,蛇、虫、狂犬伤等。《滇南本草》云:"(山慈菇)消阴分之痰,止咳嗽,治喉痹,止咽喉痛。治毒疮,攻痈疽,敷诸疮肿毒,有脓者溃,无脓者消。"徐长卿辛,温,归肝、胃经,具有祛风化湿、止痛止痒、解毒之功。徐长卿有较好的祛风止痛作用,广泛用于风湿、寒凝、气滞、血瘀所致的各种痛症,常用于风湿痹痛、胃痛胀满、牙痛、腰痛、跌仆损伤,近年来也用于术后疼痛及癌肿疼痛,有一定的止痛作用。徐长卿还有祛风止痒作用,可用于湿疹、风疹块、顽癣等皮肤病。现代药理研究表明,山慈菇中所含有的有效成分秋水仙碱样物质,通过和中性粒细胞微管蛋白的亚单位结合而改变细胞膜功能,包括抑制中性白细胞的趋化、黏附和吞噬作用;抑制磷脂酶A_2,减少单核细胞和中性白细胞释放前列腺素和白三烯;抑制局部细胞产生白介素-6等,从而控制关节局部疼痛、肿胀及炎症反应,可用于治疗痛风性关节炎的急性发作,预防复发性痛风性关节炎的急性发作。徐长卿具有较显著的镇痛、镇静作用,并具有一定的降脂作用。两者配伍,相须为用,共奏化痰消肿、解毒散结、祛风止痛之功,可以有效缓解痛风患者急性发作期出现的关节红肿热痛症状。

2. 威灵仙与土茯苓 威灵仙辛、咸,温,归膀胱经,具有祛风除湿、通络止痛、消痰涎、散癖积之功;用于风湿痛,其性善行,能通行十二经络,故对全身游走性风湿痛尤为适宜,常用于风湿痹痛,肢体麻木,筋脉拘挛,屈伸不利,骨梗咽喉。威灵仙对改善关节肿痛确有殊效。土茯苓味甘、淡,性平,入肝、胃经,具有解毒、除湿、通利关节之功,用于湿热淋浊、带下、痈肿、瘰疬、疥癣、梅毒及汞中毒所致的肢体拘挛、筋骨疼痛。《本草正义》云:"土茯苓利湿去热,能入络,搜剔湿热之蕴毒。"两药合用,共奏祛风除湿解毒、通利关节、通络止痛之功,常用于痛风性关节炎急性发作期及痛风石性慢性关节炎反复发作期。现代研究表明,土茯苓具有增加尿酸盐排泄、抗痛风的作用,并有消除蛋白尿、促进肾功能恢复的作用。国医大师朱良春指出:"以土茯苓、萆薢、威灵仙三味为主药,三药合用,有显著的排泄尿酸的作用。"

3. 土茯苓与萆薢 土茯苓味甘、淡,性平,入肝、胃经,具有解毒、除湿、通利关节之功;萆薢味苦,性平,归肾、胃经,能利湿泄浊,祛风除痹。现代药理研究表明,土茯苓能增加尿酸盐排泄,具有抗痛风作用,有消除蛋白尿、促进肾功能恢复的作用;萆薢所含的皂苷有抗菌、杀虫、抗真菌作用,能扩张末梢血管,降低血压,降低胆固醇。两药合用,共奏祛湿浊、解热毒、利关节、除痹痛之功,可有效缓解痛风患者急性发作期出现的关节红肿热痛症状,常用于痛风性关节炎、痛风性肾病。另外,对痛风性肾病患者出现的尿浊、蛋白尿属湿毒蕴结者,亦有良好的疗效。

4. 秦皮与土茯苓 秦皮苦、寒,入肝、胆、大肠经,具有清热燥湿、平喘止咳、明目的作用,常用于治疗细菌性痢疾、肠炎、白带、慢性气管炎、目赤肿痛、迎风流泪、牛皮癣等。现代药理研究表明,秦皮苷具有消炎、镇痛、利尿作用,能促进家兔及风湿病患者尿酸的排泄。土茯苓味甘、淡,性平,入肝、胃经,具有解毒、除湿、通利关节之功,用于湿热淋浊、带下、痈肿、瘰疬、疥癣、梅毒及汞中毒所致的肢体拘挛、筋骨疼痛。《本草正义》云:"土茯苓利湿去热,能入络,搜剔湿热之蕴毒。"现代药理研究表明,土茯苓能增加尿酸盐排泄,具有抗痛风作用,并有消除蛋白尿、促进肾功能恢复的作用。二药相须为用,共奏清热除湿解毒、通利关节之功,不仅能有效缓解痛风患者急性发作期出现的关节红肿热痛症状,而且能有效降低痛风患者及高尿酸血症患者的血尿酸水平。

另外,痛风患者尤应注意饮食宜忌。平素应以清淡饮食为主,除注意少食辛辣刺激、油腻肥甘、助湿生热的食物外,尤应忌食高嘌呤(主要为动物内脏、海鲜、肉制品等)、豆制品等食物,以使治疗获得事半功倍的效果。

第七节 辨治银屑病关节炎经验

银屑病关节炎系指发生在银屑病患者的一种血清阴性炎性关节病,有些患者可有骶髂关节炎和(或)脊柱炎,并具备血清阴性脊柱关节病的一种或多种临床表现。本病具有银屑病皮疹,伴发关节和周围软组织疼痛、肿胀、压痛、僵硬和运动障碍。本病病程迁延,易复发,晚期形成关节强直,导致残废。

胡荫奇辨证治疗本病,遣方用药,匠心独具,每每取得显著疗效。下面将胡荫奇治疗银屑病关节炎的临床经验总结如下。

一、病证结合,分期辨治

胡荫奇认为银屑病关节炎多由机体阴阳失调,复感外邪所致。或因素体阳虚复感风寒湿邪,或因素体阳盛,内有蕴热复感阳邪,内外相合,闭阻经络,阴津营血既不能达于肌表,又不能通利关节筋骨,由此造成皮肤关节等损害。急性期多表现为湿热毒瘀之象,症见关节红肿疼痛,活动受限,皮损泛发、潮红、浸润肿胀、弥漫脱屑,舌红,苔黄腻,脉滑数。治宜清热凉血解毒,祛湿通络为主。药选连翘、土茯苓、土贝母、半枝莲、忍冬藤、白花蛇舌草清热解毒,除湿通络;丹皮、赤芍、紫草、玄参、白茅根以清热凉血;秦艽、威灵仙、木瓜祛湿活络,通利关节。缓解期多表现为寒湿痹阻或肝肾阴虚,此时泛发的银屑病皮损或红皮样损害及关节红肿缓解,但关节疼痛较重,筋肉拘紧,活动受限;皮损干燥脱屑,白屑迭起,痒甚,常伴头昏、乏力、腰酸背痛,面色萎黄,舌红苔少,脉细数。治宜滋补肝肾,通经活络。方用独活寄生汤与六味地黄汤加减。胡荫奇认为,乌蛇、蜈蚣、全蝎等虫类药搜剔通络止痛疗效虽好,但急性期应用可加重银屑病皮损,故血热之象未除时不宜服用;皮屑多时可加重养血药如当归、赤白芍、首乌藤等以润肤止痒。

二、临床用药,匠心独运

胡荫奇认为,银屑病关节炎作为一种疾病,在其发病过程中,就其病因病机、发病机制、临床表现及转归上必有其规律性(共性),但反映到每一位银屑病关节炎患者身上,由于先天禀赋,后天的居住环境、饮食营养,发病诱因及体质类型之不同,又各有特点(个性),因此临床治疗时既要针对每个病人的特点进行辨证论治,又要针对银屑病关节炎这种病的发病机制及其疾病发展规律进行辨病治疗,选择对银屑病关节炎具有针对性治疗作用的药物。胡荫奇在临床上善用药对,现举例如下。

1. 白花蛇舌草与忍冬藤 白花蛇舌草苦、甘,寒,入胃、大肠经,能清热解毒,利湿消痈;忍冬藤味甘,性寒,归肺、胃经,既可清热解毒,又能疏风通络,尤为治疗风湿热痹、关节红肿热痛之要药。两者配伍应用,功擅清热解毒,疏风通络,利湿消肿止痛,适用于银屑病关节炎活动期,关节红肿热痛,咽喉疼痛红肿,血沉、C-反应蛋白升高,舌红苔黄,脉数者;对降低血沉、C-反应蛋白,缓解关节肿胀疼痛有良效。临床上对于银屑病关节炎等风湿病证属热毒或湿热痹阻者,皆可用之。

2. 土茯苓与土贝母 土茯苓味甘、淡,性平,入肝、胃经,具有解毒、除湿、通利关节之功。《本草正义》云:"土茯苓利湿去热,能入络,搜剔湿热之蕴毒。"土贝母味苦,性微寒,归肺、脾经,既能清热解毒,又能消肿散结。两者配伍,功擅清热解毒、利湿消肿散结、通利关节,是治疗风湿热痹的要药良对,适用于银屑病关节炎急性期或活动期,关节红肿热痛,屈伸不利,咽喉疼痛红肿,血沉、

C-反应蛋白升高,舌红苔黄,脉数者;对于降低血沉、C-反应蛋白,缓解关节肿胀疼痛,改善关节功能有良效。

3. 半枝莲与虎杖 半枝莲性寒,味辛,入肝、肺、胃经,具有清热解毒、活血消肿之功,常用于治疗疮疡痈疽、咽喉肿痛、水肿、黄疸以及跌打损伤等病症;虎杖性微寒,味微苦,归肝、胆、肺经,具有祛风利湿、散瘀定痛、祛痰止咳之功,常用于治疗风湿痹痛,湿热黄疸,跌仆损伤,咳嗽痰多。两者配伍,共奏清热解毒、祛风利湿、活血消肿止痛之功,适用于治疗银屑病关节炎活动期,关节红肿热痛,屈伸不利,咽喉红肿疼痛,舌红苔黄,脉数者。

4. 生侧柏叶与生地榆 生侧柏叶苦、涩,寒,归肺、肝、大肠经,具有凉血止血、止咳、生发之功;生地榆味苦、酸、涩,性微寒,归肝、大肠经,能凉血止血、解毒敛疮。两者相伍为用,共奏清热解毒、凉血止血之功,临床常用于治疗银屑病关节炎活动期,症见关节红肿热痛,屈伸不利,血沉、C-反应蛋白升高者。

5. 生地与丹皮 生地苦、甘,寒,有清热凉血、养阴生津之功;丹皮味苦、辛,性寒,可清热凉血,活血散瘀。二药相伍,则清热凉血之力增强,同用既能祛除热邪灼伤脉络所致之瘀,又能滋养热邪耗伤之阴津,临床对于银屑病关节炎活动期血热症状为主,症见皮肤红斑上覆较薄白色鳞屑者,用之颇宜。

第八节 辨治成人斯蒂尔病经验

成人斯蒂尔病是以高热、皮疹、关节炎(痛)、肝、脾、淋巴结大、肌痛和白细胞计数升高为主要临床表现的综合征。本病的病因和发病机制尚不清楚,一般认为与感染、遗传和免疫异常有关。本病在中医学文献中无相似病名,胡荫奇认为,根据其临床表现特点,当属于"热痹""湿温"范畴,采用辨证与辨病相结合治疗本病,在临床上取得了显著疗效。现将胡荫奇诊治成人斯蒂尔病经验总结如下。

一、病机关键,邪实正虚

成人斯蒂尔病的临床表现有多系统受累,主要为发热、皮疹和关节炎。胡荫奇认为,本病初期以邪实为主,邪实多为湿、热、毒、瘀;后期伤及正气,可出现气阴两伤,尤其是阴血亏虚的证候,但这时余邪未清,多表现为本虚标实之证。本病多发于青壮年,素体阳盛,脏腑积热,复感湿热疫毒或感受风寒湿邪从阳化热,病邪或循卫气营血内传,或侵犯皮肤、经络、关节、血脉,重者可累及脏腑。

二、病证结合，分期制宜

胡荫奇根据本病的临床表现特点及诊治本病的多年临床经验，将本病分为发作期和恢复期。发作期多表现为湿热蕴毒、热入营血、寒热错杂之证，而恢复期一般表现为阴虚血瘀、气阴两虚之象。提出对于本病要在辨证用药的同时，在不违背中医辨证论治的前提下，选用一些具有免疫抑制作用、对成人斯蒂尔病具有针对性治疗作用的药物，如土茯苓、穿山龙等药。胡荫奇将本病分为以下几型进行辨证论治。

1. 湿热蕴毒证

证候特点：日晡潮热，四肢沉重酸胀，关节肿痛，周身酸困，口苦，纳呆，恶心，舌苔黄腻，脉滑数。

治法：清热解毒，利湿通络。

方药：土龙合剂（胡荫奇经验方）。

苍术、黄柏、土茯苓、土贝母、穿山龙、川牛膝、薏苡仁、车前子、肿节风、忍冬藤、半枝莲、虎杖、野菊花、蒲公英、赤芍。

2. 热入营血证

证候特点：高热持续不退，口渴，心烦，失眠，或有谵语，四肢关节疼痛，或见斑疹隐隐，舌质红绛而干，苔黄燥，脉细数。

治法：清营解毒，化瘀通络。

方药：清营通络合剂（胡荫奇经验方）。

生地、丹皮、赤芍、玄参、双花、连翘、羚羊角粉（冲服）、生侧柏叶、生石膏、知母、栀子、茜草、大青叶、麦冬、秦艽、土茯苓、半枝莲。

3. 寒热错杂证

证候特点：低热，关节灼痛，畏寒肢冷，怕风，阴雨天关节酸痛，舌质红，苔白，脉弦细。

治法：散寒除湿，清热通络。

方药：桂枝芍药知母汤加减。

桂枝、赤芍、知母、麻黄、丹皮、羌活、土茯苓、川芎、生白术、半枝莲、金银藤、穿山龙。

4. 阴虚血瘀证

证候特点：低热昼轻夜重，盗汗，口干咽燥，五心烦热，身疲乏力，皮疹隐隐未净，面色潮红，瘰疬肿痛，腰痛酸软，关节疼痛，小便赤涩，大便干秘，或有肌肉萎缩，胸痛心悸，舌质干红或兼瘀斑，少苔，脉象细数。

治法：养阴退热，化瘀通络。

方药: 滋阴通络合剂(胡荫奇经验方)。

青蒿、鳖甲、丹皮、玄参、麦冬、生地、知母、地骨皮、秦艽、土茯苓、土贝母、赤芍、葛根、桑枝。

5.气阴两虚,脉络瘀阻证

证候特点: 发热,间断性发作,午后为甚,关节疼痛,盗汗或自汗,神疲乏力,纳呆,大便干,舌质淡或黯红,苔薄白或少苔,脉细。

治法: 益气养阴,活血通络。

方药: 养阴益气通络汤(胡荫奇经验方)。

炙鳖甲、银柴胡、太子参、地骨皮、苏梗、生黄芪、青蒿、穿山龙、知母、土茯苓、五味子、鸡血藤、葛根、赤芍。

三、临床用药,匠心独具

临床用药主张辨证辨病相结合,在分证论治的基础上,加用具有类激素作用的植物药治疗,并形成了独具特色的固定药对如穿山龙与萆薢、穿山龙与知母、巴戟天与知母、知母与秦艽等。

1.穿山龙与萆薢 穿山龙苦,微寒,入肝、肺经,功能祛风除湿,活血通络,并有清肺化痰、凉血消痈的作用;萆薢苦,平,入肾、胃经,具有利湿祛浊、祛风除痹之功效。两药配伍,共同起到祛风除湿、祛瘀通络的作用,临床常用于湿热痰瘀痹阻经络引起的关节疼痛,特别是对缓解晨僵有良效。现代药理研究证实,穿山龙的主要成分为薯蓣皂苷等多种甾体皂苷,在体内有类似甾体激素样的作用,水煎剂对细胞免疫和体液免疫均有免疫作用,而对巨噬细胞吞噬功能有增强作用,对金黄色葡萄球菌等多种球菌及流感病毒等有抑制作用;萆薢含薯蓣皂苷等多种甾体皂苷,在体内亦有类似甾体激素样的作用。穿山龙与萆薢配伍不仅能增强祛风除湿、祛瘀通络的作用,而且还能因具有类激素样作用而发挥免疫抑制之功,对风湿免疫性疾病如成人斯蒂尔病发挥针对性治疗作用。

2.知母与穿山龙 知母苦、甘,寒,归肺、胃、肾经,具有清热泻火、生津润燥的功效;与穿山龙配伍,共同起到祛风除湿、清热泻火、凉血活血通络的作用。知母根茎含多种知母皂苷(甾体皂苷)、知母多糖等,知母浸膏动物实验有防止和治疗大肠杆菌所致高热的作用,临床研究证明,知母皂苷口服液口服,治疗原发性肾病综合征,能明显减轻糖皮质激素所产生的副作用。穿山龙与知母配伍不仅能增强祛风除湿、清热泻火、凉血活血通络的作用,而且还能因具有退热及类激素样作用,对成人斯蒂尔病的发热、关节痛、皮疹可发挥良好的治疗作用。

3. 巴戟天与知母 巴戟天辛、甘、微温,归肝、肾经,具有补肾助阳、祛风除湿的功效;与知母相伍为用,辛开苦降,寒温并用,既能祛风散寒除湿,又能清热泻火,生津润燥,治疗外寒内热、寒热错杂之证。现代药理研究显示,巴戟天的主要成分为糖类、黄酮、氨基酸等,其乙醇提取物及水煎剂有明显的促肾上腺皮质激素样作用;知母与巴戟天配伍,共同发挥类激素作用及退热作用,对成人斯蒂尔病的发热、关节痛、皮疹可发挥良好的治疗作用。

4. 秦艽与知母 秦艽苦、辛、微寒,归胃、肝、胆经,具有祛风除湿、退虚热的功效;与知母相伍为用,辛开苦降,共奏祛风除湿、滋阴清热之功。现代药理研究显示,秦艽的主要成分秦艽生物碱甲具有退热、镇静、镇痛、抗炎和抗过敏作用,其抗炎作用是通过中枢神经激动垂体,促进肾上腺皮质激素分泌而实现的。秦艽与知母配伍,共同发挥类激素作用及退热作用,对成人斯蒂尔病的发热、关节痛、皮疹可发挥良好的治疗作用,尤其对长期应用激素需要逐渐撤减激素者,可以减少激素的撤减反应,帮助患者平稳撤减激素。

第九节 辨治风湿性多肌痛经验

风湿性多肌痛是一种以四肢及躯干近端肌肉疼痛为特点的临床综合征,对小剂量激素治疗反应敏感。风湿性多肌痛属于中医肌痹范畴。肌痹是由于湿热、热毒等邪浸淫肌肉,闭阻脉络,气滞血瘀,出现一处或多处肌肉疼痛,麻木不仁,甚至肌肉萎缩、疲软无力、手足不遂的一类病证。胡荫奇辨证治疗本病,遣方用药,匠心独具,每每取得显著疗效。现将胡荫奇辨治风湿性多肌痛的经验总结如下。

一、对风湿性多肌痛病因病机的认识

肌痹的外因是湿热、热毒之邪外袭,或风寒湿邪,郁久化热,痹阻脉络、肌腠;内因是脾胃虚弱,失于健运,气血化源不足,肌腠失养。肌痹的病机是由于湿热、热毒等邪浸淫肌肉,闭阻脉络,气滞血瘀,肌腠失养。

1. 湿热、热毒等邪浸淫 感受湿热、热毒之邪,湿热毒邪痹阻经络,或风寒湿邪乘虚外侵,风寒湿邪进入体内后日久不愈,入里化热蕴毒,湿热毒邪痹阻经络,肌肉筋骨失于濡养而发病。

2. 阴血亏虚,湿热瘀阻 由于阴血亏虚、阴虚火旺,湿热瘀阻经络,肌肉筋骨失于濡养,则四肢肌肉疼痛、身重乏力等,由于滋阴清热,不利于清热利湿;清热利湿又易于伤阴,加之湿邪黏腻,难于祛除,固病情缠绵难愈。

3. 久病致虚 久病不愈,或长期过用清热利湿之品,或长期服用激素,药毒化热,热甚耗气伤阴,水不制火,虚火内盛,日久不愈累及脾肾。脾主肌肉四肢,肾为作强之官,脾肾虚则肌肤不仁,肌肉软弱无力,四肢怠惰,气血亏虚,肌肉失养则肌肉萎缩、形体消瘦。

二、病证结合,分期制宜

风湿性多肌痛作为一种疾病,在其发病过程中,就其病因病机、发病机制、临床表现及转归上必有其规律性(共性),但反映到每一位风湿性多肌痛患者身上,由于先天禀赋,后天的居住环境、饮食营养,发病诱因及体质类型之不同,又各有特点(个性),因此临床治疗时既要针对每病人的特点进行辨证论治,又要针对风湿性多肌痛这种病的发病机制及其疾病发展规律进行辨病治疗,分期制宜。一般根据风湿多肌痛的临床表现、病程及实验室指标(血沉、CRP、免疫球蛋白)分为活动期和缓解期。在临床治疗时既要辨证施治,又要结合疾病病情针对性用药,病证结合,分期制宜。

1. 湿热瘀阻证(多见于疾病活动期)

证候特点:肌肉痛不可触或肿痛伴肌肉无力,恶寒高热,身重疲倦乏力,口中黏腻不爽,关节肿痛,口苦咽干,舌红苔黄腻,脉滑细数或滑数。

治法:清热利湿,通络止痛。

方药:四妙散合知柏四物汤加减。

黄柏12g,苍术15g,川牛膝30g,薏苡仁30g,生地黄30g,当归30g,赤白芍各20g,知母15g,忍冬藤30g,穿山龙30g,秦艽12g,僵蚕12g,萆薢15g。

加减:关节疼痛明显者,加独活15g、络石藤15g;发热明显者,加青蒿30g、白薇30g。

2. 阴虚湿热内蕴(多见于疾病活动期)

证候特点:四肢近端大肌肉疼痛,身重疲倦乏力,午后潮热,口中黏腻不爽,心烦不寐,关节疼痛,尿黄便结,舌红,苔薄黄乏津,脉滑细数或弦细滑。

治法:养阴清热,利湿解毒。

方药:四妙散合四妙勇安汤加减。

黄柏12g,苍术15g,川牛膝30g,薏苡仁30g,金银花30g,当归15g,玄参30g,生甘草12g,秦艽15g,知母12g,木瓜15g,忍冬藤30g。

加减:发热较甚,加青蒿30g、白薇30g、地骨皮30g;肌肉疼痛明显,加僵蚕15g、穿山龙30g。

3. 脾肾两虚证(多见于疾病缓解期)

证候特点:四肢肌肉疼痛、软弱无力,面色不华,精神不振,腰膝酸软,午后潮热,口中黏腻不爽,舌胖质红或偏淡,苔薄白或薄腻,脉细滑或细数。

治法：健脾补肾。

方药：参芪地黄汤加减。

党参15g，生黄芪30g，生地黄30g，山药12g，山萸肉15g，丹皮12g，云苓20g，杜仲9g，怀牛膝12g，穿山龙15g，僵蚕15g。

加减：浮肿，加猪苓12g、泽泻12g、大腹皮12g；低热者，加青蒿30g、秦艽12g。

三、临床用药，匠心独具

由于风湿性多肌痛对小剂量激素反应敏感，西医多首选激素治疗本病，故胡荫奇在治疗风湿性多肌痛时，主张辨证辨病相结合，在分证论治的基础上，加用具有类激素作用的植物药治疗，并形成了独具特色的固定药对如穿山龙与萆薢、穿山龙与知母、僵蚕与秦艽等。

1. 秦艽与僵蚕　秦艽苦、辛，微寒，归胃、肝、胆经，具有祛风除湿、退虚热的功效。现代药理研究示，秦艽的主要成分秦艽生物碱甲具有退热、镇静、镇痛、抗炎和抗过敏作用，其抗炎作用是通过中枢神经激动垂体，促进肾上腺皮质激素分泌而实现的。僵蚕咸、辛，平，入肝、肺经，具有息风止痉、祛风止痛、解毒散结等功能，临床广泛用于惊风抽搐，咽喉肿痛，颌下淋巴结炎，面神经麻痹，皮肤瘙痒，热症哮喘，乳部癖块等病症。药理研究证实，僵蚕所含的蛋白质有促肾上腺皮质作用，全品具有抗惊厥、降血糖和一定的抗肿瘤作用。两者配伍，辛开苦降，相须为用，共奏祛风除湿、滋阴清热之功；共同发挥类激素作用及退热作用，对风湿性多肌痛的发热、肌肉关节疼痛可发挥良好的治疗作用，尤其对长期应用激素需要逐渐撤减激素者，可以减少激素的撤减反应，帮助患者平稳撤减激素。

2. 穿山龙与萆薢　穿山龙苦，微寒，入肝、肺经，功能祛风除湿，活血通络，并有清肺化痰、凉血消痈的作用；萆薢苦，平，入肾、胃经，具有利湿祛浊、祛风除痹之功效。两药配伍，共同起到祛风除湿、祛瘀通络的作用，临床常用于湿热痰瘀痹阻经络引起的关节疼痛，特别是对缓解晨僵有良效。现代药理研究证实，穿山龙的主要成分为薯蓣皂苷等多种甾体皂苷，在体内有类似甾体激素样的作用，水煎剂对细胞免疫和体液免疫均有免疫作用，而对巨噬细胞吞噬功能有增强作用，对金黄色葡萄球菌等多种球菌及流感病毒等有抑制作用；萆薢含薯蓣皂苷等多种甾体皂苷，在体内亦有类似甾体激素样的作用。穿山龙与萆薢配伍不仅能增强祛风除湿、祛瘀通络的作用，而且还能因具有类激素样作用而发挥免疫抑制之功，对风湿免疫性疾病如风湿性多肌痛发挥针对性治疗作用。

3. 知母与穿山龙　知母苦、甘、寒,归肺、胃、肾经,具有清热泻火、生津润燥的功效;与穿山龙配伍,共同起到祛风除湿、清热泻火、凉血活血通络的作用。知母根茎含多种知母皂苷(甾体皂苷)、知母多糖等,知母浸膏动物实验有防止和治疗大肠杆菌所致高热的作用,临床研究证明,知母皂苷口服液口服,治疗原发性肾病综合征,能明显减轻糖皮质激素所产生的副作用。穿山龙与知母配伍不仅能增强祛风除湿、清热泻火、凉血活血通络的作用,而且还能因具有退热及类激素样作用,对风湿性多肌痛的发热、肌肉关节痛可发挥良好的治疗作用。

第十节　辨治系统性硬化症经验

系统性硬化症(SSc)是一种病因不明的慢性、进行性、多系统疾病,在临床上以结缔组织过度沉积导致皮肤变厚和内脏器官(包括胃肠道、肺脏、心脏和肾脏等)的结构、功能异常为特征性改变。系统性硬化症的突出特征是血管病变(病变血管壁纤维化、增厚,管腔狭窄甚至闭塞及肢端尤其是两手的小动脉阵发性痉挛)、免疫激活和细胞基质的过度合成与沉积。系统性硬化症可分为两个基本亚型,一个亚型是弥漫性硬皮病,以快速进展性、对称性的肢体近端和远端、面部和躯干的皮肤增厚为特征;另一个亚型是局限性硬皮病,为局限性肢体远端和面部的皮肤对称性增厚。系统性硬化症是我国仅次于类风湿关节炎和系统性红斑狼疮的第三大结缔组织病。胡荫奇辨证治疗本病,遣方用药,匠心独具,每每取得显著疗效。现将胡荫奇辨治硬皮病的经验总结如下:

一、正虚寒凝、痰瘀痹阻是其主要病机

系统性硬化症在中医学中属"痹病"中的"皮痹"范畴。《素问·痹论》曰"风寒湿三气杂至,合而为痹也……以秋遇此者为皮痹……在于皮则寒。"《诸病源候论·风痹候》亦云:"痹者,风寒湿三气杂至,合而成痹。其状肌肉顽厚,或疼痛,由人体虚,腠理开,故受风邪……秋遇痹者,为皮痹,则皮肤无所知,皮痹不已,又遇邪,则移入肺,其状,气奔痛。"《圣济总录·皮痹》亦指出:"……以秋遇此者为皮痹。盖肺主皮毛,于五行为金,于四时为秋,当秋之时感于三气则为皮痹,盖正言其时之所感尔。固有非秋时而得之者,皮肤不营而为不仁,则其证然也。"胡荫奇认为,本病的发生多由于正气亏虚、风寒湿邪乘虚外侵,留滞不去,寒凝血瘀,影响津液运行,津液停聚而为痰,痰瘀互结,痰瘀痹阻于皮肤肌肉,皮肉肌肤失养而致。然正气亏虚以肺、脾、肾三脏亏虚为主,肺主气,

司呼吸,外合皮毛;脾为后天之本,气血生化之源;肾为先天之本,一身阳气之根。本病早期主要是由于肺脾气虚,营卫失调,卫外不固,皮腠失密,风寒湿外邪乘虚外侵,影响气血运行,瘀血停滞,经络痹阻而为病。本病的中期(皮肤硬化期)主要是脾肾亏虚,病久不愈累及肾阳,出现肾阳虚衰,阴寒内生,加重病症。外邪侵袭,留滞不去,阻于脉络,久而成瘀;或脾失健运,水湿停聚成痰;或肺脾虚弱,气血化源不足,气血亏虚,气虚运血无力,阴血亏虚,血行滞涩,导致血行不畅而生瘀血;痰瘀互结,痹阻于皮肤脉络甚至脏腑而发病。本病后期(皮肤萎缩期)主要是气血亏虚,肝肾不足,肌肤失养所致。故本病以正气亏虚为本,以寒凝、血瘀、痰阻为标。正虚寒凝、痰瘀痹阻经络是其主要病机,并且贯穿疾病始终。

二、治宜扶正温阳散寒,化痰祛瘀通络

由于系统性硬化症的突出特征是血管病变(病变血管壁纤维化、增厚,管腔狭窄甚至闭塞及肢端尤其是两手的小动脉阵发性痉挛)、免疫激活和细胞基质的过度合成与沉积。胡荫奇认为,正虚寒凝、痰瘀痹阻是其主要病机,并且贯穿疾病始终。故胡荫奇治疗本病时主张在扶正温阳散寒的同时,注重化痰祛瘀通络。胡荫奇善用白芥子、半夏、胆星等温阳化痰;三棱、莪术、紫丹参、三七粉、赤芍、川芎等活血逐瘀;同时常配合丝瓜络、皂刺、炮山甲、穿山龙等品以加强活血通络之力。

另外,本病临床虽以寒证或虚寒证多见,但痰瘀痹阻经络日久,易郁而化热,加之长时间应用温阳散寒等辛温燥烈之品,易化燥伤阴,出现寒热、虚实错杂之象。故治疗本病时,应在温阳散寒、化痰祛瘀通络的同时,酌加养阴清热之品,如鳖甲、生地、知母、石斛、天花粉、连翘、公英等。

三、病证结合,分期制宜

一般根据本病的临床表现特点,分为早期、中期(皮肤硬化期)及后期(皮肤萎缩期)三期。早期以气虚寒凝血瘀证多见,皮肤硬化期则以阳虚痰瘀痹阻证多见,皮肤萎缩期则以气血不足、肝肾亏虚证多见,对于本病的治疗主张辨证、辨病论治,分期制宜。

1. 气虚寒凝血瘀证(多见于系统性硬化症早期)

证候特点:肢端皮肤发硬,肤色黯褐,指、趾端青紫,口唇色沉,遇寒尤重。伴有关节疼痛,肤表少汗,毛发脱落,畏寒怕冷,舌质淡红,苔薄白,脉沉细涩。

治法:补气温阳散寒,活血通络。

方药：方用玉屏桂枝汤合桃红四物汤加减。

黄芪、白术、防风、赤白芍、桂枝、炙甘草、鸡血藤、桃仁、红花、川芎、生地、丹参等。

加减：关节疼痛者，加羌活、独活、威灵仙等；雷诺现象明显者，加制附子、莪术、刘寄奴等；久病不愈、寒郁化热者，加知母、生地、连翘等。

2. 阳虚痰瘀痹阻证（多见于系统性硬化症皮肤硬化期）

证候特点：皮肤发硬变厚，感觉减退，关节肿胀，伴面部表情呆滞，头晕头重，四肢酸痛重着，面色黧黑，肌肤甲错，四肢不温，畏寒怕冷，甚至指端溃疡，脘腹胀满。舌质黯红或淡黯，苔白腻，脉沉涩或沉缓。

治法：温阳化痰，祛瘀通络。

方药：阳和汤合桃红四物汤加减。

鹿角胶、熟地黄、白芥子、麻黄、肉桂、菖蒲、桃仁、红花、赤芍、刘寄奴、川芎等。

加减：瘀象明显者，加刘寄奴、莪术、三棱等；痰浊重者，加胆星、半夏、全瓜蒌等；伴气虚表现者，加黄芪、党参等；阳虚明显者，加巴戟天、淫羊藿、制附子等；久病不愈、寒郁化热者，加知母、生地、连翘等。

3. 气血不足、肝肾亏虚证（多见于系统性硬化症皮肤萎缩期）

证候特点：皮肤变硬变薄，唇薄鼻尖，面部表情丧失，伴毛发干枯或脱落，面色少华，心悸气短，乏力倦怠，舌质淡，苔薄，脉沉细或沉缓无力，尺脉弱。

治法：益气补血，滋补肝肾，活血通络。

方药：八珍汤合六味地黄汤加减。

党参、白术、茯苓、当归、熟地、白芍、川芎、山药、山萸肉、泽泻、丹皮等。

加减：伴血瘀者，加桃仁、红花、莪术、炮山甲等；伴有阳虚者，加巴戟天、鹿角胶、淫羊藿等。

四、临床用药，匠心独运

胡荫奇治疗本病时，临证用药师古而不拘于古，临床治疗系统性硬化症时主张在中医辨证用药的基础上，选用一些经现代药理研究证实对系统性硬化症具有针对性治疗作用的药物。如胡荫奇在辨证施治基础上多加用山慈菇、百合、黄芪、三棱、莪术、丹参、赤芍、川芎、红花、穿山甲、炙鳖甲等经现代药理研究表明具有抑制胶原合成、抗纤维化作用的中药，并形成了独具特色的固定药对如穿山甲与鳖甲、黄芪与莪术等，明显提高了临床治疗效果。

1. 鳖甲与穿山甲　鳖甲味甘、咸，性寒，归肝、肾经，功能滋阴潜阳，软坚散结。《神农本草经》说："(鳖甲)主心腹癥瘕坚积,寒热,去痞息肉。"穿山甲味咸,性微寒,归肝、肾经,功能活血消癥,通经。两药均为动物之坚甲,味咸能软坚散结。鳖甲入阴分,长于治疗邪热入于厥阴,血闭邪结者;穿山甲善于走窜,性专行散,《医学衷中参西录》云"其走窜之性,无微不至,故能宣通脏腑,贯彻经络,透达关窍,凡血凝血聚为病,皆能开之"。

两药相须配伍,即《增补内经拾遗方论》所说"鳖甲散结,穿山甲直透所结之处",可除癥瘕痞块。现代药理研究表明,鳖甲能增强免疫功能,保护肾上腺皮质功能,促进造血,抑制结缔组织增生,可消散肿块;穿山甲能降低血黏度,直接扩张血管壁,控制或减缓类风湿关节炎、系统性硬化症及干燥综合征所并发的肺纤维化的发展。两药用于慢性风湿病出现关节强直、活动受限,系统硬化症及干燥综合征并发肺纤维化者。

2. 黄芪与莪术　黄芪味甘,性微温,入脾、肺经,具春令升发之性,既能补气升阳、益卫固表,又能利水消肿、托毒生肌。现代药理研究表明,黄芪具有增强机体免疫功能、抗衰老、抗疲劳、抗肿瘤、抗病毒、扩张血管、抗肺动脉高压、强心降压、降血糖、保护肝脏、防止肝糖原减少的作用。另有研究认为,黄芪对防止肝纤维化有一定作用。莪术味辛、苦,性温,归肝、脾经,功能行气、破血、消积、止痛,主治心腹胀痛、癥瘕积聚、宿食不消、妇女血瘀经闭、跌打损伤作痛。现代药理研究表明,莪术具有抗病毒、抗菌、抗肿瘤、抗血栓、抗炎镇痛、保肝、抗纤维组织增生、抑制角质形成等作用。两者配伍,共奏补气活血、祛瘀散结消肿之功,并对系统性硬化症或系统性硬化症并发肺纤维化或肺动脉高压的患者发挥抗纤维组织增生、抑制角质形成、抗血栓、抗肺动脉高压等针对性治疗作用。

第十一节　辨治产后风湿证经验

产后风湿证又称产后痹,是指育龄妇女在产褥期或产后百日内,由于机体虚弱,气血不足,血虚生风;或湿寒之邪、痰浊瘀血互结,阻滞经络,复感外邪,内外相引所致的一种痹病。

胡荫奇指出,产后痹的发生是由于妇人妊娠期间或产后或引产后气血不足;或产后百节开张,气血流散,致使肌肤、筋脉、关节、脏腑等失于濡养;同时由于气血不足,营卫失和,风寒湿等外邪更易乘虚入侵,内外相引而发病。病久邪气入里,或与痰瘀等体内病理产物相合,留阻于筋脉关节;或损及脏腑阴阳而生变证。正如《医宗金鉴》所言"产后中风唯大补"。胡荫奇尤其强调,产后痹要抓住气血不足是此类疾病发生的根本,根据妇人"产后多虚、多瘀"的特点灵活辨证,临床治疗上宜在补气养血扶正的基础上加以祛邪除痹。

一、临床辨治强调虚实兼顾

妇女妊娠期间,气血下注以养胞胎,四肢百骸失于濡养;产后气血耗伤,肌肉筋脉失荣,而出现肢体关节酸痛、麻木等症状。此时,营卫不和,腠理疏松,再感风寒湿等外邪,痹阻经脉,则会导致关节肌肉疼痛等症状加重。故胡荫奇指出,产后痹的临床证候以虚实夹杂多见。治疗时在祛除外邪的同时,不忘补气养血,固护正气。依据产后痹之发病特点,临床上常分气血亏虚、风寒外袭;脾肾阳虚、寒湿痹阻;肝肾阴虚、湿热痹阻等证型进行论治。

二、灵活运用虫类药及藤类药

胡荫奇常常在临床选方用药同时,加用不同的藤类药以引经通络,增加疗效。如湿热偏盛者,加用忍冬藤、络石藤等;风寒湿邪偏盛者,加用青风藤、海风藤等。胡荫奇认为,鸡血藤既能补血又能活血,既能祛风又能止痛,寒热无挡,虚实不限,适用于产后痹的各种证型。而对于病程较久,邪入已深,气血凝滞,疼痛较重者,胡荫奇常常选用虫类药以达到搜风逐邪、舒筋通络之功效。如常取炮山甲、僵蚕辛凉之性,宣通脏腑,透达关窍,以开瘀血痰凝之痹;取全蝎、蜈蚣搜风剔络,去邪痹日久之疼痛;取乌蛇、蜂房搜除经络之风,以疏筋散结止痹痛。因虫类药的药性多温燥,且有一定毒性,且产后妇人多虚,故指出应用时用量不宜过大,应尊崇"邪去而不伤正,效捷而不猛悍"的原则,中病即止。同时配合当归、黄精等滋阴养血之品,以防其耗血伤阴。

三、强调疏肝养血,寒热平调

胡荫奇认为,妇人产后气血双亏,再加上社会角色及体内激素环境均发生变化;或者小产后所欲不得,心情悲伤,都可导致肝失疏泄,出现抑郁、多怒、悲伤欲哭等情志变化。故胡荫奇在治疗产后痹过程中常常加用香附、柴胡、玫瑰花、合欢皮等以疏肝解郁,调畅情志。特别是玫瑰花一味,胡荫奇认为其药性温和,气味芳香,既可理气解郁,和血散瘀,又可行血止痛,治疗风痹,每于辨证组方同时加用之。另外,胡荫奇认为,产后痹与一般痹病不同,其发生以气血亏虚为本,产妇体质多虚,选药宜平和,过寒则易血凝瘀滞,过热则易灼津动血。故胡荫奇每于温阳散寒剂中酌加白芍、忍冬藤、黄精等制其温燥,清热利湿剂中加用桂枝、细辛、鸡血藤等防其凝滞,从中可见其独具之匠心。

第十二节　发扬中医药特色优势,提高风湿病诊疗水平关键问题之思辨

风湿类疾病既是常见病、多发病,也是难治性疾病,同时也是跨内科、儿科、皮肤科、骨科、妇科等多学科交叉的疾病。随着免疫学的进展和临床的需求,近30年来才逐渐形成一个独立的学科。随着其专业队伍不断扩大,研究工作也不断深入,中医、中西医结合的学术交流日益增多。自1983年中国中医风湿病学会成立以来,遵循中医药理论发挥其特色优势,坚持以安全性、有效性的临床评价的原则,深入研究一致认为风湿类疾病在当前西医治疗方法和手段仍不能满足临床需求,而中医药则能更好地发挥其优势。胡荫奇就近年来中医药研究治疗风湿类疾病的关键问题提出了以下思辨认识,请同道指正。

一、中药临床应用之思辨

1. 辨证使用中成药,证候是关键　中成药的使用须以辨证为指导,而不能像使用西药一样按病给药,这样才能提高疗效。风湿病常用中成药分类论述如下:

(1)祛风散寒胜湿类中成药:常用的有疏风活络丸、寒湿痹颗粒、正清风痛宁片、风湿液等。此类中成药具有祛风散寒除湿、温经活血通络之效,临床常用于风湿病表现为风寒湿痹阻证。

(2)清热除湿解毒类中成药:常用的有湿热痹颗粒、新癀片、滑膜炎颗粒等。此类中成药具有清热利湿解毒、活血化瘀通络之功,临床常用于风湿病表现为湿热、热毒痹阻证。

(3)理血类中成药:常用的有瘀血痹颗粒、活血通脉胶囊等。此类中成药具有活血化瘀、通络止痛之功,临床常用于风湿病表现为瘀血痹阻证。

(4)补益类中成药:常用的有尪痹颗粒、益肾蠲痹丸等。此类中成药具有补肝肾、强筋骨、祛风湿、通经络之功,临床常用于风湿病日久体虚表现为肝肾不足、邪气留恋之证。

2. 据证定治法,现代药理阐机理　临床用药要在符合中医辨证论治原则的前提下,选用一些经现代药理研究证实对风湿病具有针对性治疗作用的药物,这样才能在临床上取得好的疗效。举例如下:

(1)生地、知母:生地、知母为养阴清热药。生地、知母单用或二药同用,能促进肾上腺皮质功能,起到防止由于使用了皮质激素而引起的皮质功能减

退甚至萎缩的作用。生地、知母临床用于阴虚内热证候的风湿病,如红斑狼疮、干燥综合征、结节性红斑、皮肌炎、类风湿关节炎等。对不服皮质激素的病人,可以起到直接的治疗作用。临床上对长期依赖激素的病人,长期服用生地、知母可以增强肾上腺皮质功能的代偿功能,从而能渐渐地将激素减量,减少和减轻病情反跳。

（2）清热解毒药:如土茯苓、漏芦、金银花、连翘、蒲公英,有抑制细胞免疫和抑制炎症的作用,临床用于类风湿关节炎、白塞综合征、狼疮性口腔溃疡、银屑病关节炎属于热毒闭阻、湿热闭阻之证。

（3）郁金、莪术、伸筋草:郁金为理气化瘀药,对特异性细胞免疫和体液免疫均有明显的抑制作用,尚有抗炎和镇痛作用。临床上郁金为自身免疫病、过敏性疾病、血管炎性疾病、心血管疾病治疗的常用药,能改善皮肤红斑、皮下瘀点、胸闷心慌等症状。莪术和郁金都来源于同一植物。郁金性凉,莪术性温,都有行气破瘀功效。莪术的破瘀之力强于郁金。莪术为细胞毒药,有免疫抑制作用,现用于治疗肿瘤和有瘀血的风湿免疫病。伸筋草具有免疫抑制作用,较多用于类风湿关节炎等疾病。

（4）忍冬藤:忍冬藤具有抗过敏、抗变态反应、抑制体液免疫、提高激素水平之作用,又能清热祛风除湿,临床应用剂量要大一些、时间要长一些,才能生效。

（5）徐长卿:徐长卿为祛风止痛药,有扩张血管、抗血管炎、镇痛作用。临床上常用于治疗血管炎、关节炎等。

（6）秦艽:秦艽为清热祛风药。秦艽碱对大鼠实验性关节炎有消肿镇痛作用,还有抑制血管通透性、抑制渗出,以及退热等作用。临床上秦艽对风湿病之关节肿痛、低热有较好的疗效。

（7）骨碎补、川断、萆薢、杜仲、阿胶、鹿角胶、炙龟甲、龙骨、牡蛎:能促进骨质新生,可用于类风湿关节炎、强直性脊柱炎、骨质疏松等疾病,对一些风湿病引起的骨损伤有治疗作用。

（8）秦皮:秦皮具有消炎、镇痛之作用。秦皮苷有利尿作用,能促进家兔及风湿病患者尿酸的排泄,临床可用于治疗痛风及高尿酸血症。

3. 重视中药的不良反应　对中药的不良反应应高度重视,有毒药材应慎用或不用。

（1）青风藤:能引起过敏反应,在少数病人能引起皮肤过敏性皮疹。对过敏体质患者要慎用。

（2）关木通:能损害肾功能,临床一般不用。

（3）马钱子:具有消肿止痛之作用,对风湿病引起的疼痛具有较好的治疗作用。但本药用之不当可引起中毒,中毒者可初有面及颈部肌肉抽筋感,咽下困难；然后肌肉极度收缩而出现强直性惊厥。临床上要慎用。

（4）乌头：具有祛风除湿、温经、止痛之作用，临床可用于治疗风寒湿痹。此药毒性极强，若剂量过大或煎煮时间不够长等，可引起口唇、舌及肢体发麻，烦躁不安，心律失常，呼吸急迫甚至昏迷。临床应用此药时一定要慎重。

二、对西药的不良反应之对策

糖皮质激素药、免疫抑制药、非甾体抗炎药是风湿病的常用治疗药，大多有一定的毒副反应。其中激素的副反应比较明显和严重。近几年来，运用中医药治疗风湿免疫病在减轻糖皮质激素、免疫抑制剂和非甾体抗炎药的毒副反应方面取得较好效果。

1. 糖皮质激素的副反应及处理

（1）骨坏死：长期服用激素后常出现骨质疏松和骨坏死。

已经发生股骨头坏死的病人，在控制原发之风湿免疫病和激素减量停用的基础上，可采用补肾活血、舒筋通络的方法，中药可用川断、接骨木、狗脊、骨碎补、炙龟甲、炙鳖甲、杜仲、忍冬藤、川芎、僵蚕、牛膝。其中川断、接骨木可促进骨质重新生长。其他药用以提高体内皮质激素水平和扩张血管，改善血流，以及缓解疼痛。有时还可加用穿山甲、蜈蚣来减轻疼痛。

（2）肾上腺皮质功能减退和萎缩：长时间使用激素可导致肾上腺皮质功能抑制、萎缩，皮质激素量分泌减少。这些病人需要长期依赖激素治疗，应激能力减弱，容易感染，在寒冷、外伤、腹泻、精神刺激、手术等应激状态时，由于体内皮质激素分泌不足，一方面会诱发原有的自身免疫病，如红斑狼疮、关节炎等，如稍减量，会发生病情反跳；另一方面，会出现肾上腺皮质功能减退的症状，如肌无力、肌痛、关节痛、低血压、食欲减退等。

中医采用补肾填精、温补命火之法，可促进皮质激素分泌，提高体内激素水平。常用中药有狗脊、淫羊藿、菟丝子、鹿角胶、熟地、仙茅等。皮质激素抑制皮质功能的过程是很快的，但中药恢复皮质功能的过程是很慢的，要有一个逐渐积累的过程。

（3）兴奋与失眠：使用大剂量激素会迅速引起病人的兴奋、烦躁、亢奋、激动、失眠，甚至整夜不眠。

中药治疗用养阴清热、宁心安神的方法，可以加入到原有治疗风湿免疫病的处方中。常用生地黄、黄连、黄芩、金银花、知母、百合、莲子心、薏苡仁、夜交藤、酸枣仁、柏子仁、石菖蒲、侧柏叶等，有较好的改善睡眠的作用。

2. 免疫抑制剂的毒副反应及其处理

（1）环磷酰胺（CTX）：环磷酰胺对体液免疫和细胞免疫都起抑制作用，常用于系统性红斑狼疮、免疫性肾病等；作为抗癌药，用于各种癌症，有很多副反应。

1）消化道反应：在大剂量使用后，可出现恶心、呕吐、食欲减退等反应。

中药可服用和胃止呕药，如半夏、陈皮、白豆蔻、佛手、苏梗、茯苓、甘草、竹茹、生姜等。停止使用可能对胃有刺激作用的中药，如防己、苦参等。

2）泌尿道反应：环磷酰胺可引起出血性膀胱炎，出现尿频、尿急、尿痛、血尿等症状，尿检有红细胞和蛋白，严重的甚至可影响肾功能。

治疗方法：①停药；②多饮水；③中药用利尿解毒止血的方法，如白茅根、墨旱莲、生甘草、生地黄、槐花米、藕节、赤小豆、泽泻、车前草、瞿麦等。

3）造血系统反应：环磷酰胺能抑制骨髓，使白细胞减少。可选用能促进骨髓造血的中药，如制首乌、女贞子、虎杖、当归、补骨脂、山萸肉、茜草等。

（2）甲氨蝶呤（MTX）：甲氨蝶呤临床常用于治疗皮肌炎、类风湿关节炎、银屑病等。该药的毒副反应及其治疗方法如下。

1）骨髓抑制：主要是粒细胞减少，严重的有全血细胞减少。中药可用鹿角胶、制首乌、女贞子、当归、山萸肉、茜草等来治疗。

2）胃肠道反应：可出现食欲减退，恶心，呕吐，腹泻。中药可用和胃理气止呕药，腹泻用黄连、炮姜、芡实等。

3）口腔炎、口腔溃疡：用甲氨蝶呤治疗时常与叶酸片同用，可预防和治疗以上口腔反应。中药可用土茯苓、甘草治疗。

3. 非甾体抗炎药（NSAIDs）　非甾体抗炎药的不良反应主要在消化系统，常见的胃肠反应有消化不良、上腹痛、恶心、呕吐。胃肠黏膜损伤，轻者充血，重者糜烂，甚至溃疡。胃肠出血还可致贫血。为了预防和治疗由于使用非甾体抗炎药而产生的不良反应，中医可采用疏肝理气和胃的治法，在治疗风湿病的处方中加入下列药物：

（1）和胃理气止痛药：常用佛手、白豆蔻、陈皮、木香、砂仁、枳壳、青皮、大腹皮、槟榔、香附、延胡索、乌药、郁金、厚朴、柴胡。

（2）保护胃黏膜药：如白芍、白及。可治疗胃肠黏膜之溃疡。

（3）止酸药：如煅瓦楞、海螵蛸、白芍。

三、对异常实验室指标干预的思辨

由于时代和条件的限制，古代中医学缺乏物理、化学方面的检查手段，因而古代文献没有针对各种检查指标进行治疗的记载。自然科学是没有边界的，是相互渗透的，现代中医已经使用了各种先进的仪器设备，异常的理化指标用中医中药治疗是有效的。实质上理化检查就是望闻问切检查方法的延伸、科学化和现代化。在风湿免疫病方面,针对类风湿因子(RF)、血沉(ESR)、C-反应蛋白(CRP)、肝肾功能及免疫指标异常改变等,中医都有很好的疗效。举例如下:

1. 对ESR、CRP升高的对策 白花蛇舌草、黄柏、金银花、蒲公英、土茯苓、生地榆、生侧柏叶、生地、丹皮等清热解毒凉血药具有较好的抗炎作用,临床上对降低升高的ESR、CRP有较好的作用。

2. 对异常免疫指标的对策 土茯苓、土贝母、苦参、郁金、莪术、细辛、忍冬藤、青蒿等具有免疫抑制作用。雷公藤是中草药中作用最强的也是毒性最大的免疫抑制药,现临床多用雷公藤多苷片。这些药物对异常的免疫指标如升高的RF、抗核抗体(ANA)、抗双链DNA(dsDNA)等有较好的改善作用。

3. 对肝肾功能异常的对策

(1)肝功能异常:长期及不合理使用免疫抑制剂等可引起肝细胞损伤、肝功能不全等。目前研究显示,有些中药可有效治疗药物性肝损伤,如垂盆草、虎杖、丹参、五味子、苦参、茵陈等具有降低转氨酶、保护肝脏等作用。

(2)肾功能异常:对肾功能异常如肌酐、尿素氮升高,蛋白尿等,临床可选用大黄、冬虫夏草、败酱草、益母草、黄芪等。这些药具有改善肾功能的作用。另外,不用有肾毒性作用的药物如关木通、汉防己等。

4. 对血尿酸升高的对策 秦皮能促进尿酸的排泄,临床可用于血尿酸升高的治疗。另可配合应用百合、徐长卿、威灵仙、土茯苓、车前子等。

5. 对骨质疏松的对策 对于骨质疏松,临床上可选用川断、骨碎补、菟丝子、接骨木、狗脊、草薢、鹿角胶、阿胶、炙龟甲、炙鳖甲、杜仲、赤芍、川芎、牛膝等。

6. 对强直性脊柱炎(AS)骨桥形成的对策 部分强直性脊柱炎患者脊柱可出现骨桥形成,此时可选用杜仲、川断、狗脊、骨碎补、龟甲、补骨脂、鹿角片、菟丝子、淫羊藿、穿山甲、蜈蚣、僵蚕等。

参 考 文 献

1. 栗占国,张奉春. 类风湿关节炎[M]. 北京:人民卫生出版社,2009.

2. 胡荫奇,唐先平. 风湿病临床常用中药指南[M]. 北京:科学技术文献出版社,2006.

3. 颜正华. 中药学[M]. 第2版. 北京:人民卫生出版社,2006.

4. 黄永明,曾意荣. 骨碎补提取液对体外分离破骨细胞性骨吸收的作用[J]. 中国中医骨伤科杂志,2003,12(6):4-7.

5. 刘金文,黄永明. 中药骨碎补对大鼠骨髓破骨细胞体外培养的影响[J]. 中医研究,2005,8(7):5-7.

6. 成晓静,刘华钢,赖茂祥. 莪术的化学成分及药理作用研究概况[J]. 广西中医学院学报,2007,1(10):79-82.

7. 孙霞,于晓佳.青风藤药理与临床研究进展[J].中国中西医结合外科杂志,2005,8(4):363-364.

8. 石会丽,韩燕萍,肖会玲.土贝母的药理作用研究进展[J].陕西中医,2004,9(25):857-858.

9. 蒋明,DAVID YU.中华风湿病学[M].北京:华夏出版社,2004.

10. Anthony S. Fauci, Carol A. Langford.哈里森风湿病学[M].田新平,曾小峰,主译.北京:人民卫生出版社,2009.

11. 朱步先,朱胜华.朱良春用药经验集[M].修订版.长沙:湖南科学技术出版社,2007.

12. 王承德,沈丕安,胡荫奇.实用中医风湿病学[M].第2版.北京:人民卫生出版社,2009.

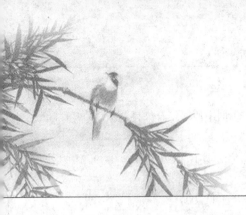

第三章 学术思想

一、"痹"-"痹证"-"痹病"-"风湿病"之病名思辨

1.病名的沿革 中医对痹证之研究源远流长,既有系统理论,又有丰富医疗经验,防治方法更是丰富多彩。"痹"字,在中医文献中出现较早,在《黄帝内经》中更有大量论述,并有《痹论》专篇。

"痹"的含义较为丰富,在不同语句中,含义不尽相同,既可以表示病名、症状,也可以表示病机。如果以"痹"作为疾病命名,广义的"痹",泛指机体为邪闭阻,而致气血运行不利,或脏腑气机不畅所引起的病证,如胸痹、喉痹、五脏痹、五体痹等,而狭义的痹,就指"痹证"或"痹病"。

痹证,原作"痹症"。近代均称为"痹证",以区别症状之"症"与证候之"证"的不同,认为以病证名之,应该用"证"字,此称目前仍比较通用,如《中医内科学》《痹证论》《痹证通论》《痹证治验》等书中均称"痹证"。

"痹病"之称,首见于宋代窦材《扁鹊心书·痹病》。此称自宋代以后的医书中很少见到,而渐被"痹证"所代替。这种情况的产生,主要是由于在中医学术发展上,在宋代以后辨病被辨证所取代。

近年来,中医界再度强调"辨病与辨证"相结合,由于中医痹病的病名诊断自古有之。因此,一些中医风湿病专家建议把"痹证"改称为"痹病",并且在全国第三次痹证学术研讨会上被确定下来。

风湿病之名,首见于《金匮要略》,以风湿作为病名,已有两千多年历史。

2.中医风湿病取代痹证、痹病的必要性 随着医、教、研工作的不断深入,胡荫奇等一些中医风湿病专家渐感以痹命名既不符合中医辨病与辨证相结合之传统习惯,又难以囊括所有风湿类疾病。

近年来,中医、中西医结合专家认为"痹病"的名称,虽较"痹证"命名更合理,但仍有不足之处。根据对历代中医文献的考证,"痹病"命名应更改为"中医风湿病",其主要原因如下:

其一,痹证、痹病虽沿用多年,但作为一个大的病类命名,仍不能囊括所有子病种。究其原因是将广义"痹"的概念(按:泛指机体为病邪闭阻而致气血运行不利或脏腑之气阻滞所发生的各种病证)与狭义的"痹"的概念(按:即指痹证、痹病)混为一谈之故,这样,给临床"辨病"带来一定的困难。

其二,古医籍中,对于那些应属于狭义的"痹"范畴的病证,单独列出,人为地分出另作一类病证讨论,给"痹病"的研究造成混乱。如果将其改为"风湿病",就可以把这些具有相似病因、病机、证候表现的疾病归纳成一类疾病,避免了这种混乱。

其三,关于中医"风湿病"的名称,自古有之,并非是受近代西医学的启迪而命名的。

其四,痹证的发病,正气虚弱是内因,而风、寒、湿、热、毒侵袭是主要的外因。所以用"风湿"命名也符合本类疾病的特征。

总之,中医风湿病(原称为"痹证"或"痹病")是人体营卫失调,感受风寒湿热之邪,合而为病;或日久正虚,内生痰浊、瘀血、毒热,正邪相搏,使经络、肌肤、血脉、筋骨,甚至脏腑的气血痹阻,失于濡养,而出现的以肢体关节、肌肉疼痛、肿胀、酸楚、麻木、重着、变形、僵直及活动受限等症状为特征,甚至累及脏腑的一类疾病的总称。

西医学所指的风湿病,全称应是"风湿类疾病(rheumatic diseases)"。凡侵犯关节、肌肉、韧带、肌腱、滑囊等,以疼痛为主要表现的疾病,无论其发病原因如何,均属风湿病范畴。

风湿类疾病实际上是一组疾病,其病因既包括人们传统概念所指的受风、受冷、潮湿等环境因素,也包括感染性因素、免疫学因素、代谢性因素、内分泌性因素、退变性因素等;其病变范围可以是局限的,也可以是以关节痛等局部症状为其临床表现之一的全身性疾病。

到目前为止,已知具有不同名称的风湿类疾病已达100多种。1983年,美国风湿病学会(ARA)将这些疾病共分为10大类,已被世界卫生组织采纳。

尽管两种医学的理论不同,对风湿病认识的概念不一,但都是研究"人体的同一类疾病"。中医风湿病研究范畴基本涵盖了西医风湿免疫病。

综上所述,以中医风湿病命名替代"痹证"或"痹病"命名,是有理论和文献依据的。这种命名,不但不失突出中医学术特点,而且可补"痹证"或"痹病"命名之不足;启用这一名称,既是对疾病命名的再提高,又是在疾病命名规范化研究中的一次有意义的学术性探索。

二、中医风湿病病因病机之思辨

自《素问·痹论》提出"风寒湿三气杂至,合而为痹也"之后,后世医家多遵从这一经典论述,认为痹证以风寒湿痹为主,治疗多采用辛温之剂。近年来,从事中医风湿病研究的学者对痹证进行了大量研究,在病因上已不再局限于经典的风寒湿三气致痹之论。许多学者在临床经验的基础上,指出湿热、热毒、痰瘀在中医风湿病的发病中占有重要地位。

1. 湿热 近代中医风湿病专家认为风寒湿邪外袭机体,久留不去,郁而化热,最终酿成湿热,蕴蒸筋骨关节,致成湿热痹。或体虚之人,风湿热邪乘虚而入,或风热与内湿相搏,痹阻经络,流注关节,发为湿热之痹。

2. 热毒 素体阳盛或阴虚有热,风寒湿入侵机体,留滞经络,郁久化热为毒,或直接感受热毒之邪,热毒交炽,导致气血壅滞不通,痹阻脉络而导致热毒痹阻。

3. 痰瘀 痰浊与瘀血既是机体在病邪作用下的病理产物,也可以作为病因作用于人体。痹病大多为慢性进行过程,疾病既久,则病邪由表入里,由轻而重,导致脏腑的功能失调,而脏腑功能失调的结果之一就是产生痰浊与瘀血。痰瘀胶着于骨骺,闭阻经络,遂致关节肿大、变形、疼痛加剧,皮下结节,肢体僵硬,麻木不仁,其证多顽固难已。

4. 风湿病病机思辨尤应重视正气不足以及与脏腑的相关性 正气亏虚是痹病发生的内在因素,是本;而风寒湿、热毒等是痹病发生的外在因素,是标。正气不足既包括人体精、气、血、津液等物质的不足,亦包括脏腑功能的低下。

三、主张风湿病诊断的规范化——提出中医风湿病的三级诊断模式

以前中医风湿病在病类、二级病名、证候分类标准等方面都缺乏规范化的研究,从而影响了风湿病的治疗效果、科研成果的可重复性及其推广。胡荫奇认为,如果这个问题得不到解决,那么在基础和临床上科研成果的科学性必然受到质疑,所以要特别重视这个问题。故胡荫奇通过学习欧阳琦、张震等在中医病症诊断方面的学术思想,在国内与焦树德、路志正等首先提出中医风湿病的三级诊断模式,即病类-二级病名-证候(含症状、体征、舌脉、理化检查等)三级诊断模式。如中医风湿病或痹病(病类)-尪痹(二级病名)-肝肾亏虚、瘀血阻络证(证候)。

病类是指痹病类即风湿病作为一类疾病应符合疾病的定义。疾病是在病因作用和正虚邪凑的条件下,体内出现的具有一定发展规律的邪正斗争、阴阳失调的全部演变过程,具体表现为若干特定的症状和各阶段相应的证候。中医风湿病(或称"痹证""痹病")是人体营卫气血失调,感受风寒湿热之邪,合而为病;或日久正虚,内生痰浊、瘀血、毒热,正邪相搏,使经络、肌肤、血脉、筋

骨,甚至脏腑气血痹阻,失于濡养,而出现的以机体关节肌肉疼痛、肿胀、酸楚、麻木、重着、僵硬、变形及活动受限等症状为特征,甚至累及脏腑的一类病变的总称。

病名:即二级病名,也就是子病类,如痛痹、行痹、着痹、尪痹、脉痹等。二级病名的确定与规范是疾病研究的基础。

证候:在掌握病证相关、病证协调统一前提下,把握证候命名的原则,注意其权威性、科学性、合理性,规范证候的诊断条件及量化标准。

四、主张风湿病活动期,多从湿热毒瘀论治

《黄帝内经》中对"痹病"病因、病机的论述,影响较广的是"风寒湿三气杂至,合而为痹"。此在治疗上医家多偏重于对风寒湿痹的治疗,其理论也侧重于对外感病因的研究。胡荫奇抉《黄帝内经》痹病理论之遗蕴,申其新义,从湿热毒瘀审视痹病,并提倡风湿病活动期当从湿热毒瘀论治。对于多数痹病急性期的患者在临床上多表现为湿热或热毒阻络证,此时治疗不应拘于《素问·痹论》"风寒湿三气杂至,合而为痹"的论述,一见痹辄投祛风散寒除湿之品。风湿病活动期常表现为发热,受累关节肌肉肿胀疼痛,触之发热,屈伸不利,伴有口苦、口渴,舌质红,苔薄黄腻,脉滑细数等湿热或热毒痹阻之证。胡荫奇认为其病因病机是由于素体阳盛,内有蕴热,感受风湿之邪后入里化热,或由于外感风寒湿邪,痹阻经络,日久不愈,蕴而化热,或由于湿热之邪直中入里,均可导致湿热痹阻经络,湿热日久不去,可以蕴毒损伤络脉。诚如明代孙一奎在《医旨绪余》中云:"医以通变称良,而执方则泥。"故在风湿病的治疗中胡荫奇认为不应仅仅拘泥于"风寒湿",而应从湿热毒瘀论治风湿病活动期。如常用方药(清利解毒通络方)为黄柏、土茯苓、土贝母、忍冬藤、穿山龙、徐长卿、莪术等。方中土茯苓味甘淡,性平,入肝、胃经,功擅清热解毒、利湿消肿、通利关节为君药。穿山龙味苦,性平,具有舒筋活血、化痰通络、祛风止痛之功;土贝母味苦,性微寒,既能清热解毒,又能消肿散结,与土茯苓相须为用,为治疗风湿热痹之良药,两药共为臣药。黄柏苦寒,与土茯苓配合,清热利湿之力尤强;徐长卿辛温,祛风湿止痹痛,与穿山龙相伍祛风通络止痛效果明显;莪术辛散苦泻温通,可通行经络以逐瘀,三药共为佐药。忍冬藤甘寒,具有清热通络、消肿止痛之功效,在方中兼作引经之药,以助药力直达病所。方中七味药配伍使用,共奏清热解毒、利湿消肿、祛风止痛之功。

五、针对反复发作的风湿病主张从伏邪论治

由于风湿病(痹病)之为病,其临床表现十分复杂,病情顽固缠绵难愈,且常反复发作,每因季节交替或天气突然变化或阴雨天而加重,即使临床治愈后,每因季节交替或天气突然变化或阴雨天而感关节疼痛或周身不适。胡荫奇认为,风湿病的发生多与伏邪有关,主张从伏邪论治风湿病。《灵枢·贼风》曰:"伤于湿气,藏于血脉之中、分肉之间,久留而不去……其开而遇风寒,则血气凝结,与故邪相袭,则为寒痹。"这里的"故邪"即原文"藏于血脉之中、分肉之间"的"湿气",可以视为伏邪致痹学说的渊源。在风湿病与伏邪论述中,胡荫奇提出六淫之邪均可"伏而致病",其临床表现各不相同、治法各异等中医认识风湿病诊断理念。现代医学认为,免疫功能紊乱是许多风湿免疫病的致病机制;从中医学角度来看,这种免疫功能紊乱,与伏邪致病有极为相似之处。如类风湿关节炎、系统性红斑狼疮、干燥综合征,与免疫复合物和自身抗体形成及产生有重要关系。这些免疫复合物和自身抗体是受外来抗原如病原微生物等,或一些自身抗原刺激才产生和出现,一旦形成而没有及时清除,人体就处于异常免疫状态,当再次受到相同抗原刺激时,则疾病复发。这些免疫复合物和自身抗体从中医学角度来看可以归属于"伏邪"范畴,其导致发病的机理与伏邪受外邪引诱而发病的机理相似。

六、主张病证结合,以病统证,分期制宜

胡荫奇经过多年来临床实践经验积累,对多种风湿免疫性疾病如类风湿关节炎、强直性脊柱炎、系统性红斑狼疮、干燥综合征、白塞综合征、痛风、反应性关节炎、骨关节炎、股骨头坏死、颈椎病、腰椎间盘突出、风湿性多肌痛、成人斯蒂尔病、瑞特综合征、产后风湿症等有较理想的疗效。对中医、中西医结合和西医不同的治疗手段进行比较分析,针对不同病种的临床表现特点,提出以病证结合为基础突出中医药优势的诊疗辨证用药的思路与方法,在中医学术方面提出了一些创新见解,并总结风湿病常用中药及方剂的治疗经验,应用于临床提高了疗效。

病证结合是辨病与辨证相结合,以病统证。胡荫奇主张在临床实践中,首先应尽量明确西医"病"的诊断,因为西医病名一般诊断较明确,机理认识比较清晰,在此基础上进行中医辨证论治研究,更切合临床实际,也便于沟通与交流。更重要的是,在同一个比较明晰的病因、病理环境中有利于进一步研究"证"的实质。因为证只是在一定程度上部分地反映疾病的本质,不可能脱离

"病"去研究"证"。所以运用现代医学方法及早明确诊断是首要任务,然后再按中医的辨证思维分型论治,这就是所谓的"先辨病,再辨证,以病统证",可以更好地把握疾病的内在规律、严重程度和治疗时机,根据疾病的轻重缓急和不同阶段,选择适当的治疗方法,即分期制宜。总之,病证结合是以辨病为纲,以辨证为目,以病统证,分期制宜。

胡荫奇认为,风湿病就其病因病机、发病机制、临床表现及转归上必有其规律性(共性),但反映到每一位患者身上,由于先天禀赋,后天的居住环境、饮食营养,发病诱因及体质类型之不同,又各有特点(个性),因此临床治疗时既要针对每个病人的特点进行辨证论治,又要针对这种病的发病机制及其疾病发展规律进行辨病治疗,即所谓病证结合。

比如根据类风湿关节炎患者晚期临床表现,中医辨证多为肝肾不足,但是从西医辨病角度来看,处于这一阶段的患者多有免疫功能低下的表现,易于外感。针对这一阶段,病证结合,中医治疗以补益肝肾为法,西医治疗以调节免疫功能为主。胡荫奇中西合璧,发现多数补益肝肾的药物经现代药理研究其也具有调节机体免疫功能的作用,常选用温而不燥、滋而不寒、平补肝肾的药物,如山萸肉、肉苁蓉、枸杞、巴戟天、黄精等,不仅可以全面调整肝肾阴阳,同时对改善类风湿关节炎患者体质,减少和防止类风湿关节炎的复发是大有裨益的。对于类风湿关节炎缓解期症状不明显而难于辨证时,如果采用辨病用药,选用经现代药理研究证实具有抑制骨侵蚀、改善骨质疏松的中药汤剂或中成药,常可收到满意疗效。什么是分期制宜呢?比如根据类风湿关节炎的病程及双手关节的X线改变一般分为早期、中期及晚期,但又常根据患者的病情轻重、发展趋势及实验室指标(血沉、C-反应蛋白、免疫球蛋白)分为活动期和缓解期。胡荫奇认为,根据临床实际把类风湿关节炎分为早期、中期、晚期、活动期、缓解期,更有利于临床辨证治疗,此即分期制宜。在临床应用中,胡荫奇主张在治疗早期类风湿关节炎时,在辨证论治的基础上,应及时选用一些经现代药理研究证实具有抗肿瘤作用的中药如莪术、半枝莲、白花蛇舌草及猪苓等,以期达到防治骨侵蚀、控制病情发展之目的。对活动期类风湿关节炎,根据患者临床表现特点,多主张从湿热毒瘀论治。

七、主张辨证论治,以证候为核心

胡荫奇临床治疗风湿类疾病时,提出临证不可为病名所惑,首记辨证论治。诚如清代毛祥麟在《对山医话》中所言:"治病不难,而难于辨证,辨既明,则中有所主,而用药自无疑畏。"胡荫奇主张"证"的辨识才是诊疗的关键,临证应抓住"证候"这一核心,以辨证论治为主,辨证与辨病相结合。《临证指南医案》中云:"医道在乎识证、立法、用方,此为三大关键……然三者识证尤为重要。"徐灵胎言:"凡辨证,必于独异处着眼。"因此,胡荫奇在风湿病诊疗过程中一贯注重理法方药的一致性,遵循"法随证立,方由法出,理法方药一脉相承",提出治病首先要辨证求因,然后再分证论治,临床用药应在符合中医辨证论治原则的前提下,选用一些经现代药理研究证实对风湿病具有针对性治疗作用的药物,如胡荫奇常用的土茯苓、土贝母、莪术、半枝莲等中药,经临床验证,疗效卓著。

八、主张宏观辨证与微观指标的有机结合

中医对疾病的诊断,主要根据医生长期的实践经验,结合望、闻、问、切来对疾病的症状进行类比,由于对疾病症状资料的获取缺乏客观的手段,故在临床诊疗中,对于同一证候所获得的信息不尽相同,因而诊断的证候也往往不一致,导致同一疾病的中医证候分类混乱。故胡荫奇提出借助现代科学手段,从微观的角度观察证候的特点,在主观研究中引入客观指标,并研究同一证候在不同疾病中的相同点以及不同证候在同一疾病中的不同点,建立微观辨证标准。这样不仅提高了辨证的准确度和特异度,还补充了宏观辨证的不足,既有助于揭示中医证候的本质,又有助于中医证候的规范化。

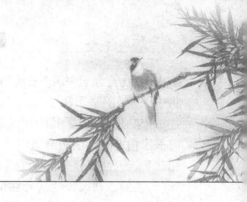

第四章 方药心悟

胡荫奇临床用药,匠心独具,在辨证处方基础上善用虫类药及药对以治顽疾。同时在符合中医辨证论治原则的前提下,善于选用一些经现代药理研究证实对风湿病具有针对性治疗作用的药物,明显提高了临床疗效。

第一节 善用虫类药化痰逐瘀止痛

虫类药是动物药组成的一部分,由于其具有独特的生命特性,而被历代医家所重视。风湿病如强直性脊柱炎病程日久,痰瘀痹阻关节骨骸,脊背僵痛不舒、转侧俯仰受限,关节漫肿难消者,此时非一般草木所能奏效,需借虫蛇之走窜搜剔之功,穿透筋骨,祛浊逐瘀,方可使邪去正复。胡荫奇临床常用的虫类药有炮山甲、乌蛇、全蝎、僵蚕、蜈蚣、地鳖虫、地龙等。其中,乌蛇、全蝎、蜈蚣属温阳祛风通络药;地龙、僵蚕属清热化痰通络药;穿山甲、地鳖虫属祛瘀化痰通络药。其中最常使用的是蜈蚣,认为蜈蚣散结止痛效果最强。正如《医学衷中参西录》所言:"蜈蚣,走窜之力最速,内而脏腑,外而经络,凡气血凝聚之处皆能开之。"另外,对于疼痛明显者,胡荫奇也常使用以上述虫类药配合檀香、延胡索、乌药等理气药以通络止痛。在使用虫类药时,胡荫奇还提出在辨证准确的前提下,需注意药物之间的配伍。如穿山甲、地龙、僵蚕、土鳖虫等为咸寒之品,使用时应配伍辛温养血之品如桂枝、鸡血藤、当归等,既可制其偏,又可增强药效;再如乌蛇、蜈蚣等搜络祛风之品,其性多燥,宜配伍生地、石斛、黄精等养血滋阴之品,以润其燥。同时,胡荫奇强调此类药用量不宜过大,中病即止,应遵循"邪去而不伤正,效捷而不猛悍"的原则。

第二节 对药配伍,协同增加疗效

胡荫奇临床工作几十载,深谙药性,兼通药理,将中药四气五味归经理论熟练应用于临床组方、配伍之中,在风湿病治疗中,常常选择两味以上的药物配合应用。这些药物的配合,或相辅相成,或去味取性,或去性取味,配伍巧妙,疗效卓著,既可增强力量,又可全面照顾病情,还可减轻或消除药物的毒性及副作用,既符合了中医"七情"配伍原则,又有现代药理学新进展的灵活应用,将中医学"阴平阳秘""以平为期"的博大智慧体现得淋漓尽致,临床应用往往事半功倍,形成了其治疗风湿病的特色,真正体现了其寻求古训、博采众长的医家精神。如胡荫奇惯以补骨脂与骨碎补为对,协同为用,增强疗效。补骨脂味辛、苦,性温,归肾、脾经,《药性论》中述其有"逐诸冷痹顽"之效。骨碎补味苦,性温,归肝、肾经,《药性论》中记载其"主骨中疼痛,风血毒气"。两者相须使用,不仅可以加强其温阳补肾、强筋健骨、祛风除湿之功,还可助活血散瘀之效。还有,胡荫奇擅将半枝莲与细辛寒热并用。半枝莲味辛,性寒,入肝、肺、胃经,具有清热解毒、活血消肿、利尿之功效,常用于治疗疮疡痈疽、咽喉肿痛、水肿、黄疸及跌打损伤等病证。细辛味辛,性温,归肺、肾经,功擅散寒解毒、祛风止痛、温肺化饮、通窍开闭。《本经逢原》云:"细辛辛温上升,入手、足厥阴、少阴血分,治督脉为病脊强而厥。"《本草新编》言:"夫细辛,阳药也,升而不沉,虽下而温肾中之火,而非温肾中之水也。"细辛气味香窜,气清而不浊,辛散宣通,有较好的通络止痛之功,与半枝莲相伍使用,虽性温,但被半枝莲之寒凉所抑制,寒热相配,各取其用,既能清热解毒,又能祛风止痛。

第三节 用药平和,讲求阴阳平调

胡荫奇一贯主张风湿病的治疗中用药宜平和,在祛风除湿、清热解毒通痹治疗时应顾护正气。如治疗湿热痹阻证时,常使用土茯苓以清热利湿,除非舌苔厚腻者,否则少用茵陈,因茵陈苦寒易伤阴。又如选用的祛风通络药常用鸡血藤、徐长卿等,其中鸡血藤最为多用,因其药性平和,且无副作用。徐长卿也较常用,因其药性平和,性温而不燥,散中有补,补中有散。正如《本草纲目》所言:"徐长卿……久服强悍轻身,益气延年。"其不仅具有祛风除湿、通络止痛之功效,尚兼有扶正作用,具有祛邪而不伤正、滋补而不碍邪的特性。

第四节 循古续今,融会贯通

胡荫奇在临床治疗风湿病时,循古而不拘于古,治疗风湿病强调在符合中医辨证论治原则的前提下,要善于选用一些经现代药理研究证实对风湿病具有针对性治疗作用的药物,可明显提高临床治疗效果。如现代药理研究表明,一些中药如伸筋草、生地、山萸肉、穿山龙、莪术、土贝母等具有免疫抑制作用;多数补益肝肾类中药如巴戟天、肉苁蓉、菟丝子等具有一定的免疫调节作用;许多清热凉血和清热解毒药可以有效降低类风湿关节炎的炎性指标,如生地榆、侧柏叶、丹皮、蒲公英、漏芦、连翘等,均具有降低血沉(ESR)及C-反应蛋白

（CRP）的作用；而部分补肾活血及祛风湿药如山茱萸、莪术、赤芍、土贝母、老鹳草、豨莶草等，则可以有效降低类风湿因子滴度；清热利湿药如萆薢、木瓜、猪苓等，具有降低血浆免疫球蛋白水平的作用。现代医学发现，一些风湿病如强直性脊柱炎，在发病早期即可出现骨质疏松症状。现代研究有报道，绵萆薢可降低骨转换，使去卵巢大鼠骨丢失得到改善，《本草经解》谓"萆薢之药"，其"主腰脊强痛"，故每于辨证施治同时，胡荫奇常加用较大剂量萆薢，取其健骨，预防、纠正骨质疏松的作用。现代药理研究发现，半枝莲水煎液可有效减少肝组织 I 型、III 型、IV 型胶原的沉积和拮抗转化生长因子-β_1（TGF-β_1）的合成，有良好的抗肝纤维化作用。根据其药理作用，胡荫奇常于处方中加用炙鳖甲、炙龟甲、夏枯草，以达到防止韧带纤维化、钙化的作用。而胡荫奇处方中多用鳖甲，亦是取其可提高胶原酶活性、增加胶原降解、抑制动物结缔组织增生的药理作用。胡荫奇的用药经验是辨病治疗必须以辨证治疗为基础，选择那些既符合中医辨证规律又对风湿病的某些病理环节有针对性的药物，一般临床疗效较好，若只是按照某些中药的药理学作用而不顾中医自身的辨证规律用药，则难以达到理想效果。

第五节 经 验 方

一、补肾固本祛瘀汤

1. 来源　胡荫奇自拟方。

2. 药物组成　延胡索10g，蜈蚣3g，怀牛膝10g，乌梢蛇10g，川芎10g，穿山龙15g，狗脊10g，鸡血藤15g，杜仲10g，莪术10g，土贝母15g，土茯苓15g。

3. 煎服法　水煎，日1剂，分2次口服，每次200ml。

4. 功用　补益肝肾，活血化瘀。

5. 方解　方中怀牛膝性平，归肝、肾经，既能逐瘀通络，通利关节，又能滋补肝肾，为君药。蜈蚣、乌梢蛇皆虫类药，可以搜剔经脉瘀血，因痹证日久，血络不通，瘀血内生，泛泛活血之药不能奏效，非搜瘀透脉的虫类药不可；川芎、鸡血藤、莪术活血祛瘀，活络止痛；杜仲、狗脊辅助君药增强补肝肾、强腰膝、祛风湿的作用；土贝母消肿解毒，土茯苓祛湿通利关节，两药配伍对缓解关节肿胀疼痛，改善关节功能，降低风湿指标具有良效。此类药为臣药。穿山龙活血舒筋，延胡索理气活血，助气行血，为佐药。诸药合用，共奏补益肝肾、化瘀通络之功。

6. 主治　强直性脊柱炎临床表现为肝肾不足、瘀血痹阻证者。症见腰骶疼痛,脊背僵硬、疼痛,腰脊活动受限,晨僵,疼痛夜间加重,或刺痛。肌肤干燥少泽。舌黯或有瘀斑,脉沉细或涩。

7. 临床应用及加减 临床常用于强直性脊柱炎活动期。伴有湿热之象者,加知母10g、黄柏10g;伴有寒湿之证者,加青风藤15g;肝肾亏虚偏于阴虚者,加熟地15g、女贞子10g、山萸肉20g;偏于肾阳虚者,加淫羊藿10g、巴戟天10g。

二、清热利湿解毒活血汤

1. 来源 胡荫奇自拟方。

2. 药物组成 土茯苓15g,穿山龙15g,土贝母10g,威灵仙15g,苍术10g,黄柏12g,莪术9g,忍冬藤15g。

3. 煎服法 水煎,日1剂,分2次口服,每次200ml。

4. 功用 清热利湿,解毒活血。

5. 方解 方中土茯苓味甘、淡,性平,入肝、胃经,功擅清热解毒,利湿消肿,通利关节,为君药。穿山龙味苦,性平,具有舒筋活血、化痰通络、祛风止痛之功,为臣药。土贝母味苦,性微寒,既能清热解毒,又能消肿散结,与土茯苓相须为用,为治疗风湿热痹之良药;威灵仙辛、咸、温,祛风湿,通经络,止痹痛,与土茯苓相伍为用,而起到祛风除湿解毒、通利关节、通络止痛之功;苍术、黄柏与土茯苓配合,清热利湿之力尤强;莪术可破血逐瘀止痛,五药共为佐药。忍冬藤甘寒,具有清热通络、消肿止痛之功效,在方中兼作引经之药,以助药力直达病所。方中八味药配伍使用,共奏清热利湿消肿、解毒活血通络之功。

6. 主治 治疗痛风性关节炎临床表现为湿热痹阻证者。症见关节红肿热痛,屈伸活动受限,口渴喜饮或不欲饮,舌质红,苔黄腻,脉滑数或濡数。

7. 临床应用及加减 临床常用于痛风性关节炎急性发作期。湿重于热者,加生薏苡仁30g,以加强健脾化湿之功;热重于湿者,加知母10g、丹皮15g,以加强清热凉血之功;湿热蕴毒,热毒内盛者,加金银花15g、虎杖15g,以加强清热解毒之功。

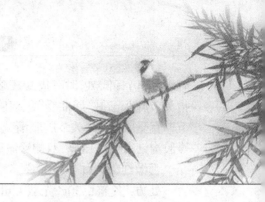

第五章 医案精选

第一节　类风湿关节炎

案一

个人信息: 刘某,女,61岁。病案编号: 060822。

初诊日期: 2011年7月14日。

主诉:四肢多关节肿痛反复发作14年。

现病史:患者于1997年出现双膝关节肿痛,伴明显晨僵,继之出现双侧近指间关节、掌指关节、腕关节、肘关节、肩关节、踝关节、跖趾关节肿胀疼痛,反复发作。在某院诊断为"类风湿关节炎",逐渐出现双手指、腕关节、肘关节、膝关节、踝关节、跖趾关节变形。曾口服中药,具体不详,效果不佳。现症见: 双腕关节、双手近指间关节、掌指关节、双肘关节、双膝关节、双踝关节肿胀疼痛,活动不利,伴有明显晨僵,持续1小时以上,天气变化时诸症明显加重,时有低热,时有周身疲乏无力,五心烦热,口干,无明显眼干,时有胃脘部烧灼感,时有反酸,纳可,眠可,大便调,每日1~2行,小便调。

检查:双手近指间关节、掌指关节肿胀,屈曲明显受限;双腕关节肿胀变形,屈伸明显受限,左侧为著;左肘关节伸直受限;双膝关节肿胀,屈伸均受限;双踝关节明显肿胀,屈伸略受限;双侧腹股沟韧带中点压痛,双侧浮髌征(＋)。握力: 左手2mmHg,右手60mmHg。舌嫩红,苔薄白,脉沉弦。

中医诊断:痹病,属肝肾亏虚、痰瘀痹阻证。

西医诊断:类风湿关节炎,骨质疏松症。

治法:补益肝肾,化痰逐瘀。

方药:炙鳖甲30g(先煎),川牛膝15g,萆薢20g,青风藤30g,杜仲15g,丹皮15g,鸡血藤30g,续断15g,生侧柏叶15g,乌药10g,伸筋草15g,生地榆30g,天麻15g,乌蛇10g。7剂,水煎服,日1剂。

二诊(2011年7月21日):双腕关节、双手近指间关节、掌指关节、双肘关节、双膝关节、双踝关节肿胀疼痛略有减轻,仍有活动不利,伴有晨僵持续1小时以上,仍有低热,时有周身疲乏无力,五心烦热。查体:双手近指间关节、掌指关节肿胀渐减,屈曲受限;双腕关节肿胀变形,屈伸受限,左侧为著;左肘关节伸直受限;双膝关节肿胀渐减,屈伸受限;双踝关节肿胀,屈伸略受限;双侧腹股沟韧带中点压痛,双侧浮髌征(+)。握力:左手15mmHg,右手75mmHg。

舌嫩红,苔薄白,脉沉弦。

处方:炙鳖甲30g(先煎),川牛膝15g,萆薢20g,青风藤30g,杜仲15g,丹皮15g,鸡血藤30g,续断15g,生侧柏叶15g,乌药10g,伸筋草15g,生地榆30g,天麻15g,乌蛇10g,土茯苓30g,土贝母10g。7剂,水煎服,日1剂。

三诊(2011年7月28日):双腕关节、双手近指间关节、掌指关节、双肘关节、双膝关节、双踝关节肿胀疼痛减轻,仍有晨僵持续1小时以上,天气变化时诸症明显加重,低热消失,时有周身疲乏无力,五心烦热,口干,时有胃脘部烧灼感。查体:双手近指间关节、掌指关节肿胀,屈曲受限;左腕关节肿胀变形,屈伸受限;左肘关节伸直受限;双膝关节肿胀,屈伸均受限;双踝关节肿胀,屈伸略受限;双侧腹股沟韧带中点压痛,双侧浮髌征(+)。握力:左手55mmHg,右手80mmHg。舌嫩红,苔薄白,脉沉弦。

处方:炙鳖甲30g(先煎),川牛膝15g,萆薢20g,青风藤30g,杜仲15g,丹皮15g,鸡血藤30g,续断15g,生侧柏叶15g,乌药10g,伸筋草15g,生地榆30g,天麻15g,土贝母10g,土茯苓30g,乌蛇10g,赤芍10g。7剂,水煎服,日1剂。

四诊(2011年8月4日):双腕关节、双手近指间关节、掌指关节、双肘关节、双膝关节、双踝关节肿胀疼痛减轻,仍有活动不利,伴有晨僵持续1小时左右,时有周身疲乏无力,五心烦热。查体:双手近指间关节、掌指关节肿胀,屈曲受限;左腕关节肿胀变形,屈伸受限;左肘关节伸直受限;双膝关节肿胀,屈伸均受限;双踝关节肿胀,屈伸略受限;双侧腹股沟韧带中点压痛,双侧浮髌征(+)。握力尚可。舌嫩红,苔薄白,脉沉弦。

处方:炙鳖甲30g(先煎),川牛膝15g,萆薢20g,青风藤30g,杜仲15g,丹皮15g,鸡血藤30g,续断15g,生侧柏叶15g,伸筋草15g,生地榆30g,猪苓15g,土茯苓30g,土贝母10g,连翘15g,夏枯草10g,赤芍12g。14剂,水煎服,日1剂。

五诊(2011年9月2日):关节肿胀基本消除,活动时疼痛不著,晨僵数分钟可缓解,无发热,无手足心热,精神可,食纳可,效甚佳。查体:各关节肿胀基本消除。双腕关节屈伸受限。双手握力尚可。舌淡红,苔薄白,脉沉弦。改服白芍总苷胶囊,每次0.6g,每天3次,控制病情。

按:本案例方中鳖甲滋阴潜阳,软坚散结,用于滋养亏耗之阴津,软痰瘀痹阻所致之癥瘕。青风藤祛风湿、通经络,萆薢祛风除湿,两药皆有治疗风湿痹痛及消除关节肿胀之功。川牛膝补肝肾,强筋骨,活血通经,用于治疗腰膝酸痛效佳。杜仲、续断皆有补肝肾、强筋骨作用,鸡血藤舒筋活络,丹皮清热凉血、活血散瘀,生侧柏叶、生地榆功可凉血消肿。伸筋草功可祛风散寒,除湿消肿,可用于治疗风湿痹痛,关节肿胀,屈伸不利。乌药温肾散寒,行气止痛,用于寒凝气滞所致痛证。天麻祛风通络,用于治疗风湿痹痛经络不通关节屈伸不利者;乌蛇搜风邪、透关节,用于治疗手足缓、不能伸举。全方共用,可补益肝肾之阴,去除风湿之痹,疏散经络之瘀。而在治疗过程中患者时有低热,五心烦热,考虑为痰瘀痹阻日久,郁而化热而致,故加用土茯苓解毒除湿、通利关节,土贝母解毒散结消肿。坚持服用后,自可邪祛热清,诸症缓解。

(整理者:刘燊仡)

案二

个人信息:袁某,男,46岁。病案编号:20010413。

初诊日期:2001年6月18日。

主诉:四肢关节肿痛反复发作1年余。

现病史:患者于1年余前受凉后出现双手近指间关节、掌指关节、腕关节、肘关节肿痛,活动不利,双侧跖趾关节肿痛,晨僵大于1小时,腹泻每天5~6次,水样便,纳差,时泛恶。

检查:舌红,苔薄白腻,脉沉细。双手近指间关节、掌指关节、腕关节、肘关节,双足跖趾关节明显肿胀,活动受限,局部皮温稍低。

中医诊断:痹证,属寒湿痹阻、脾肾阳虚证。

西医诊断:类风湿关节炎。

治法:散寒除湿,健脾益肾。

方药:青风藤30g,炮山甲10g,伸筋草15g,乌梢蛇10g,全蝎3g,杜仲10g,汉防己15g,蜈蚣3条,水蛭6g,苦参15g,黄柏10g,半枝莲10g,延胡索15g,威灵仙30g。14剂,水煎服,日1剂。

二诊(2001年7月2日):四肢多关节肿痛,活动不利,畏寒喜暖,阴雨天加重,晨僵2小时,时有乏力,易汗。

检查:舌红,苔薄白腻,脉沉细。双手近指间关节、掌指关节、腕关节、肘关节,双足跖趾关节明显肿胀,活动受限,局部皮温稍低。

方药:青风藤30g,萆薢15g,木瓜15g,炮山甲10g,威灵仙10g,砂仁10g,黄柏10g,川牛膝10g,苦参15g,蜈蚣3条,全蝎3g,生黄芪15g,连翘15g,金银花15g。14剂,水煎服,日1剂。

三诊(2001年7月16日):患者关节疼痛减轻,诸关节肿胀仍显,晨僵2小时,畏寒喜暖,时有乏力,易汗,大便稀,日1~2行。

检查:舌黯红,苔薄白腻,脉沉细。双手近指间关节、掌指关节、腕关节、肘关节,双足跖趾关节明显肿胀,活动受限,局部皮温稍低。

方药: 青风藤20g, 汉防己15g, 萆薢15g, 漏芦15g, 生地30g, 丹皮15g, 炮山甲10g, 乌梢蛇10g, 虎杖15g, 地龙10g, 黄柏10g, 炒苍术15g, 穿山龙15g, 土贝母15g。14剂, 水煎服, 日1剂。

四诊(2001年8月6日): 患者服用14剂后病情好转, 但未及时复诊, 停汤剂1周双膝关节疼痛加重, 蹲起困难, 双手近指间关节明显发胀, 晨僵加重, 双膝肿胀, 时有低热(37.5℃), 时有疲乏无力, 易汗不明显, 大便偏干, 小便黄。

检查: 舌黯红, 苔薄黄腻, 脉沉细数。双手近指间关节、双足跖趾关节明显肿胀, 活动受限, 局部皮温正常。

方药: 黄芩10g, 黄柏10g, 女贞子15g, 墨旱莲15g, 鸡血藤30g, 山萸肉15g, 骨碎补10g, 络石藤15g, 炒白芥子10g, 车前子(包)10g, 地骨皮15g, 苍术6g, 茯苓10g, 芦根10g, 厚朴6g, 佩兰10g。14剂, 水煎服, 日1剂, 分2次服。

五诊(2001年9月10日): 双肘、膝关节时痛, 双近指间关节略肿, 腕关节活动时微痛, 晨僵半小时, 右第2近指间关节肿胀。低热消失, 乏力减轻, 易汗消失, 二便正常。

检查: 舌黯淡, 苔薄黄, 脉滑细。双手近指间关节稍有肿胀, 双腕、膝关节时有疼痛, 局部皮温正常。

方药: 生黄芪15g, 防风10g, 山萸肉15g, 木瓜15g, 杜仲15g, 青风藤15g, 伸筋草15g, 穿山龙20g, 青蒿15g, 乌梢蛇10g, 炮山甲10g, 怀山药15g, 威灵仙15g, 桑寄生15g。14剂, 水煎服, 日1剂。

6个月后经向患者本人电话随访, 经此方加减治疗1个月余, 患者各关节肿痛明显减轻, 可基本正常工作生活。

按: 患者受凉后出现四肢关节肿痛明显, 畏寒喜暖, 以寒湿为主, 故本方中以青风藤、伸筋草、威灵仙等祛风散寒除湿, 以乌蛇、全蝎、蜈蚣、水蛭等血肉之品活血化瘀、搜风通络, 炮山甲、汉防己消肿止痛, 药效大增, 辅以穿山龙消炎镇痛, 同时砂仁健脾和胃, 故收效显著。

(整理者: 李征)

案三

个人信息: 武某, 女, 20岁。病案编号: 20010842。

初诊日期: 2001年11月21日。

主诉: 四肢多关节肿痛6个月。

现病史: 6个月前受凉受潮后, 出现双近指间关节疼痛, 夜间双肩、肘关节疼痛加重, 晨僵(+), 约持续半小时, 伴有腰痛, 双下肢乏力, 双侧掌指关节(Ⅱ级)肿胀, 局部发红发热。手足心热。

检查: 舌质红, 苔微黄腻, 脉滑细(尺细)。双侧掌指关节(Ⅱ级)肿胀, 局部发红发热。

中医诊断:痹证,属湿热痹阻、气滞血瘀证。

西医诊断:类风湿关节炎。

治法:清热利湿,活血通络。

方药:皂角刺10g,红花10g,乌蛇10g,地龙10g,胆星6g,松节6g,连翘10g,穿山龙15g,延胡索15g,僵蚕10g,土贝母15g,川芎15g,青风藤15g,香附10g。7剂,水煎服,日1剂。

二诊(2001年11月28):药后1周,药后诸症无明显变化。

检查:舌质红,苔微黄腻,脉滑细(尺细)。双侧掌指关节(Ⅱ级)肿胀,局部发红发热。

方药:土贝母15g,辛夷15g,穿山龙20g,苦参10g,山萸肉20g,赤芍20g,皂角刺10g,淫羊藿10g,炮山甲10g,青风藤15g,松节6g,灵仙30g,青蒿15g,草果6g。14剂,水煎服,日1剂。

三诊(2001年12月12日):服上方2周后诸关节疼痛有所减轻,双侧掌指关节肿胀有所消退,晨僵略减轻,时有周身发热。

检查:舌质红,苔黄腻,脉滑细。双侧掌指关节(Ⅱ级)肿胀,局部发红发热。

方药:青风藤30g,辛夷20g,苦参10g,黄柏15g,苍术15g,汉防己15g,猪苓30g,青蒿15g,地骨皮15g,伸筋草10g,虎杖20g,灵仙30g,土贝母15g,延胡索10g。14剂,水煎服,日1剂。

四诊(2001年12月26日):药后2周诸症均减轻,双膝关节肿痛明显缓解,但仍蹲起困难,晨僵(+)。周身发热感减轻。

检查:舌质红,苔薄黄腻,脉滑细。双手握力明显增加,左70mmHg,右100mmHg。

方药:前方加胆星6g、蔻仁10g、忍冬藤30g,减虎杖。14剂,水煎服,日1剂,分2次服。

五诊(2002年1月9日):服上方2周后,诸关节疼痛明显减轻,周身发热感有所加重,晨僵(+)。

检查:舌质红,苔薄黄腻,脉滑细。双侧掌指关节肿胀仍较明显。

方药:胆星6g,忍冬藤30g,蔻仁10g,苦参15g,土贝母15g,侧柏叶10g,生地榆15g,徐长卿20g,辛夷15g,虎杖15g,生黄芪15g,草薢15g,车前子(包)10g,穿山龙20g。10剂,水煎服,日1剂。

6个月后经向患者本人电话随访,此方加减治疗1个月余,患者各关节肿痛明显减轻,病情稳定。

按:本案患者湿热并重,兼有气血瘀滞,类风湿关节炎疼痛剧烈,为湿热痰瘀之邪留伏骨关节所致,故叶天士云"络瘀则痛",主张搜剔经隧之瘀。搜剔经隧之瘀莫如虫类。对久病或慢性病患者长久关节肿痛,功能障碍,湿热留恋不去者,用一般的清热除湿药效果不显,应佐以透骨搜络之虫类药,见效最捷。这些药如乌梢蛇、全蝎、蜈蚣、僵蚕、地龙等,乌蛇能透骨剔风,内走脏腑,外达皮肤,无处不利;全蝎治湿痹不仁,筋脉拘急,骨节疼痛;蜈蚣祛风镇痉止痛。数种虫类药配合,有较强的祛风镇痛、活血通络作用。

（整理者:李征）

案四

个人信息:王某,女,56岁。病案编号:20010402。

初诊日期:2001年6月18日。

主诉:四肢关节肿痛反复发作5年余。

现病史:双近指间关节肿痛,双膝发凉,时双腕隐痛,晨僵大于1小时,下午及夜间加重。纳可,眠差,大便稀,日一行,小便调。

检查:舌黯红,苔薄黄腻,脉沉细滑。双近指间关节、掌指关节、腕关节、肘关节肿痛,活动不利,双侧跖趾关节肿痛。

中医诊断:痹证,属寒湿痹阻、脾肾阳虚证。

西医诊断:类风湿关节炎。

治法:散寒除湿,健脾益肾。

方药:苦参10g,胆星6g,萆薢15g,威灵仙30g,川牛膝15g,杜仲15g,青风藤20g,木瓜15g,细辛3g,仙茅10g,淫羊藿10g,鸡血藤30g。7剂,水煎服,日1剂。

二诊(2001年6月25日):双近指间关节肿痛有所减轻,双膝发凉,双腕隐痛,晨僵大于1小时,下午及夜间加重。纳可,眠差,大便稀,日一行,小便调。

检查:舌黯红,苔薄黄腻,脉沉细滑。双近指间关节、掌指关节、腕关节、肘关节肿痛,活动不利,双侧跖趾关节肿痛。

方药:菟丝子10g,淡附片6g,桂枝10g,路路通10g,淫羊藿15g,细辛3g,木瓜20g,川牛膝10g,杜仲10g,鸡血藤30g,青风藤20g,威灵仙20g,苦参10g,穿山龙20g。14剂,水煎服,日1剂。

三诊(2001年7月9日):双近指间关节肿痛有所减轻,双膝发凉明显好转,晨僵小于1小时,下午及夜间加重。纳可,眠差,大便调,日一行,小便调。

检查:舌黯红,苔薄黄,脉沉细。双近指间关节、掌指关节、腕关节、肘关节肿痛减轻,活动不利,双侧跖趾关节肿痛减轻。

方药:淡附片6g,桂枝10g,路路通10g,淫羊藿15g,细辛3g,木瓜20g,川牛膝10g,杜仲10g,鸡血藤30g,青风藤20g,威灵仙20g,苦参10g,穿山龙20g。14剂,水煎服,日1剂。

四诊(2001年7月23日):双近指间关节肿痛明显减轻,双膝发凉明显好转,晨僵小于1小时。纳可,眠差,二便调。

检查:舌黯红,苔薄黄,脉沉细。双近指间关节、掌指关节、腕关节、肘关节肿痛明显减轻,活动较前明显好转,双侧跖趾关节肿痛明显减轻。

方药:细辛3g,青风藤15g,仙茅10g,淫羊藿15g,巴戟天10g,皂角刺10g,鹿角镑10g,知母10g,桂枝10g,木瓜15g,杜仲10g,川断15g,川牛膝10g,延胡索10g,鸡血藤30g。7剂,水煎服,日1剂。

五诊(2001年7月30日):双近指间关节肿痛明显减轻,双膝发凉明显好转,疼痛消失,晨僵小于半小时。口干,双足夜间浮肿,纳差,眠可,二便调。

检查:舌黯红,苔薄黄,脉沉。双近指间关节、掌指关节、腕关节、肘关节肿痛明显减轻,活动较前明显好转,双侧跖趾关节肿痛明显减轻。

方药:防风10g,益母草15g,葛根15g,车前子(包)10g,菟丝子10g,苦参15g,泽泻10g,白术15g,黄精20g,土贝母(打)15g,枸杞10g,山萸肉15g,当归10g,穿山龙20g,生黄芪15g,猪苓30g,怀山药30g。7剂,水煎服,日1剂。

6个月后经向患者本人电话随访,此方加减治疗1个月余,患者各关节肿痛明显减轻,口干逐渐消失,食欲好转,可基本正常工作生活。

按:本案主要由于脾肾之阳不足,筋骨肌肉失去温煦所致。初期方中以细辛、淡附片、桂枝、仙茅、淫羊藿温补肾阳;青风藤、威灵仙祛风散寒除湿,鸡血藤养血温经;川牛膝、杜仲、路路通养血活血,补肝肾强腰膝;延胡索、乌蛇通络止痛;再加防风、羌活、独活、青风藤等祛风散寒之品,共奏补益肝肾、强壮筋骨、养血活血、祛除外邪之功效。待风寒湿之外邪渐解,逐渐增加扶正力度,以仙茅、淫羊藿、巴戟天、鹿角镑、杜仲、川断、川牛膝、山萸肉补益肝肾、温经通络,以生黄芪、怀山药、木瓜等健脾利湿,故患者外邪散去,正气增强,病情稳固好转。

(整理者:李征)

案五

个人信息:王某,女,48岁。病案编号:20020196。

初诊日期:2002年3月6日。

主诉:周身关节疼痛伴低热3个月余。

现病史:患者于3个多月前感冒后出现周身关节疼痛,时有低热,双踝及足背肿胀,双近指间、掌指关节疼痛较甚,晨僵(+),大于1小时。体温波动于37.4℃左右,畏风寒。化验:RF 115.7IU/ml,抗可溶性抗原(ENA)抗体谱(-)。

检查:舌质黯红,苔薄黄腻,脉滑细。双踝及足背肿胀,双近指间、掌指关节疼痛较甚。

中医诊断:痹证,属寒热错杂证。

西医诊断：类风湿关节炎。

治法：益气养阴，散寒除湿。

方药：车前子（包）15g，淫羊藿6g，夏枯草6g，青风藤15g，徐长卿15g，炮山甲10g，汉防己15g，穿山龙20g，乌蛇10g，蜈蚣3条，生黄芪30g，山萸肉15g，灵仙30g，土贝母10g，延胡索15g，伸筋草10g，苦参10g，萆薢10g。7剂，水煎服，日1剂。

二诊（2002年3月13日）：近2日咽痛、恶寒、低热（37.1℃），周身关节疼痛加重，晨僵加重，双手近指间关节、腕、跖趾关节疼痛较甚，伴有双眼球白睛发红，畏光，咽痒痛不适，嗜睡，大便质稀，每日2~3次。

检查：舌质黯红，苔薄黄腻，脉沉细。双踝及足背肿胀，双近指间、掌指关节疼痛较甚。

方药：秦艽10g，穿山龙20g，土贝母15g，苦参10g，车前子（包）15g，胆星6g，土茯苓15g，生黄芪15g，汉防己15g，蜈蚣3条，乌蛇10g，炮山甲10g，伸筋草10g，益母草15g，延胡索15g，炒山栀15g。7剂，水煎服，日1剂。

三诊（2002年3月20日）：药后1周，夜间时有低热，关节疼痛减轻，双眼发红消退，畏风寒，大便稍稀。

检查：舌质黯红，苔薄黄腻，脉沉细。双踝及足背肿胀减轻，双近指间、掌指关节疼痛减轻。

方药：青风藤20g，炮山甲10g，汉防己15g，伸筋草15g，淫羊藿10g，细辛3g，延胡索15g，灵仙30g，穿山龙20g，生黄芪15g，土贝母15g，地龙10g，蜂房5g，侧柏叶10g。14剂，水煎服，日1剂。

四诊（2002年4月3日）：药后2周，双侧足背仍肿胀，晨僵较明显，双侧近指间关节、掌指关节时痛，大便恢复正常。

检查：舌质黯红，苔薄黄，脉沉细。双踝及足背肿胀减轻，双近指间、掌指关节疼痛减轻。

方药：前方加黄柏15g，苍术10g，鸡血藤30g，山萸肉15g，莪术15g，乌梢蛇10g，苦参10g；减淫羊藿、细辛、地龙、蜂房、侧柏叶。14剂，水煎服，日1剂。

五诊（2002年4月17日）：服上方14剂，双侧近指间关节、双肘关节、双腕关节、双肩关节疼痛不适，晨僵减轻，足背肿胀明显消退，怕冷。

检查：舌质黯红，苔薄白黄，脉沉。双踝及足背肿胀明显消退，双近指间、掌指关节疼痛明显减轻。

方药：秦艽10g，忍冬藤30g，辛夷15g，车前子（包）15g，青风藤15g，炮山甲10g，穿山龙20g，伸筋草10g，黄柏15g，鸡血藤30g，山萸肉15g，莪术15g，生黄芪15g，土贝母15g，灵仙30g，延胡索10g，乌蛇10g，苦参10g。14剂，水煎服，日1剂。

6个月后经向患者本人电话随访，上方加减治疗1个月余，患者各关节肿痛明显减轻，病情稳定。

按: 寒热错杂证,在临床上较为多见,其特点是寒热并存,虚实互见,错综复杂。寒热错杂证,如表现为寒重热轻,可于其温经散寒、清热通络之方药中,重用或加用祛风散寒止痛之青风藤、威灵仙、徐长卿、乌蛇等;若见热重于寒,邪气以湿热为主,则可重用或加用清热燥湿止痛之品如苦参、黄芩、虎杖、丹皮等;如患者为阴虚发热,则可加用青蒿、银柴胡等。

（整理者: 李征）

案六

个人信息: 王某,女,31岁。医案编号: 1011Q0030。

初诊日期: 2012年7月24日。

主诉: 双手小关节疼痛,4年余,加重15天。

现病史: 双手多个小关节肿胀疼痛,关节局部发红,皮温稍高,晨僵1小时左右。

检查: 舌红,苔剥脱白腻,脉弦滑。双手可见多个小关节肿胀,皮温高,伴压痛。左腕关节桡侧面可见类风湿结节。2012年7月23日: RF 322IU/ml, CRP 16.4mg/L, ESR 44mm/h。

中医诊断: 尪痹,属肝肾亏虚、湿热痹阻证。

西医诊断: 类风湿关节炎。

治法: 补益肝肾,清热利湿通络。

方药: 自拟方。伸筋草15g,忍冬藤15g,山萸肉20g,生地30g,延胡索10g,威灵仙30g,土茯苓30g,芍药15g,当归15g,青风藤10g,穿山龙15g。水煎服,日1剂,连服14日。

二诊(2012年8月7日): 服药后患者双手多个小关节疼痛肿胀较前略有缓解,左手第2指近端指间关节、左腕掌桡侧肿胀,晨僵30分钟,畏风怕冷,左肩关节,双膝关节遇风后偶有疼痛。口干欲饮。纳眠可,二便调。

处方: 上方去忍冬藤,加炮山甲6g、乌梢蛇10g、炙鳖甲15g、乌药10g、香附10g。继服14剂。

西药: 洛索洛芬钠片2盒,每次60mg,2次/日,口服。

三诊(2012年8月21日): 现双手多个小关节疼痛明显减轻,左手第2指近端指间关节仍稍肿胀,双手小关节晨僵减轻,活动后即可缓解,左肩关节稍有疼痛,外展及上举略有困难,活动后易出汗,口干欲饮水,纳可,眠差,二便调。

处方: 上方加去山甲、乌梢蛇、炙鳖甲,加姜黄15g、海桐皮15g、生黄芪15g、莪术10g、连翘10g,继服14剂。洛索洛芬钠片继服2周。

四诊(2012年9月4日): 药后双手多个小关节疼痛基本消失,左手第2指近端指间关节仍稍有肿胀,双手小关节无晨僵,左肩关节仍有上举及外展活动时疼痛,白天易出汗,近3日自觉咽痛,咳嗽,口干咽干欲饮水。

处方:土茯苓30g,萆薢20g,忍冬藤30g,土贝母15g,木瓜15g,姜黄15g,海桐皮15g,穿山龙30g,伸筋草15g,生地30g,连翘10g,莪术10g,青风藤15g,路路通15g,延胡索10g,玄参10g。继服14剂。洛索洛芬钠片继服2周。

五诊(2012年9月18日):双手多个小关节疼痛不显,左手第2指近端指间关节肿胀较前好转,双手小关节无晨僵,肩关节疼痛减轻,活动可。

处方:山萸肉15g,巴戟天10g,当归10g,鸡血藤30g,生地30g,夜交藤30g,黄芪20g,土茯苓15g,忍冬藤15g,穿山龙15g,连翘10g,玄参10g,伸筋草15g,木瓜15g,萆薢20g。间断服药1个月余。

此后随访,关节诸症均有减轻。

按:患者先天禀赋不足,肝肾精血亏虚,筋骨失养,可见双手小关节晨僵。复外感湿热之邪,湿盛则肿,久留不去,故见双手小关节肿胀,反复不愈。湿邪痹阻经络,日久郁而化热,故见关节局部发红,皮温稍高。故肝肾精血亏虚是本病发病之本,复感风湿热邪为其标。一诊时患者关节肿胀热痛,属类风湿关节炎活动期。本着急则治其标,缓则治其本的原则,以祛邪为重。予忍冬藤、土茯苓、伸筋草清热利湿通络,穿山龙、青风藤、威灵仙祛风除湿,配赤芍、当归、生地凉血活血。辅以山萸肉滋补肾阴,延胡索调畅气机止痛。诸药配合,标本、缓急兼顾。二诊时考虑患者病程已久,气机不畅,瘀血内生,予加乌药、香附加强通畅气机止痛,穿山甲活血化瘀,乌梢蛇搜风剔络加强祛风湿作用,又用炙鳖甲加强补益肾阴。三诊患者肩部不适,予加姜黄、海桐皮针对性治疗上肢关节疼痛、活动不利。四诊患者口干明显,予生地配伍玄参、连翘养阴清热,善治口干咽痛。关节肿胀可予萆薢利湿消肿,木瓜善于舒筋活络。五诊患者关节症状明显好转,以滋补肝肾精血为主,故加用平调肝肾阴阳之药。

(整理者:王宏莉)

案七

个人信息:陈某,女,27岁。医案编号:1011Q0221。

初诊日期:2013年6月19日。

主诉:双手多个小关节、双膝关节、双踝关节肿痛6年,加重1个月。

现病史:患者现左膝关节、右腕关节肿痛明显,自觉关节表面发热,晨起双手僵硬感,活动10余分钟可缓解,胃脘不适,时有恶心呕吐,无畏风寒,阴雨天症状无明显加重,纳尚可,寐差,二便调。

检查:右腕关节肿胀,压痛明显,皮温略高,活动受限。左膝关节肿胀,皮温稍高,屈伸活动尚可,浮髌(+)。舌黯红,苔黄腻,脉滑细。RF 262IU/L,CCP

（+），抗角蛋白抗体（AKA）（+），抗核周因子抗体（APF）（+），CRP 36.5mg/L。

中医诊断：尪痹，属湿热痹阻证。

西医诊断：类风湿关节炎。

治法：清热利湿通络。

方药：胡荫奇自拟方。生地30g，丹皮15g，忍冬藤45g，伸筋草15g，川牛膝15g，益母草15g，车前子（包）10g，莪术15g，土贝母15g，姜半夏10g，苏梗10g，穿山龙30g。水煎服，日1剂，连服14天。

西药：甲氨蝶呤片10mg，每周1次；来氟米特片10mg，每晚1次。

二诊（2013年7月4日）：患者药后自觉症状略减，现左膝关节仍有肿胀疼痛，关节表面发热感减轻，右腕关节肿痛较前略减，关节活动仍有受限，双手小关节晨僵10余分钟。

处方：前方加猪苓20g、萆薢15g、木瓜10g、防己10g。再予口服14剂。西药继服。

三诊（2013年7月18日）：患者左膝关节肿胀已较前有所减轻，现休息时无疼痛，行走时疼痛，双踝关节、右腕关节略有肿胀，疼痛不明显，双手多个小关节僵硬怕凉。

处方：胡荫奇自拟经验方。泽泻10g，黄柏15g，生地30g，猪苓30g，茯苓30g，忍冬藤30g，虎杖15g，萆薢15g，防己10g，车前子（包）10g，益母草15g，土贝母10g，土茯苓15g，桂枝10g。再服14剂。西药继服。

四诊（2013年8月2日）：患者现左膝肿痛已不甚明显，久行活动时仍有疼痛，双踝及右腕关节肿痛亦消减，小关节晨僵活动3~5分钟可减轻。

处方：前方改土茯苓30g，忍冬藤45g，土贝母15g，加生石膏30g、苦参10g、山慈菇10g、木瓜15g。再进14剂。西药继服。

五诊（2013年8月16日）：患者左膝关节稍肿，疼痛不明显，屈伸活动自如，自觉活动、负重时稍有疼痛，关节表面无明显热感。双踝关节肿痛已瘥，右手腕关节肿胀不明显，活动时稍痛。

处方：自拟方。萆薢20g，威灵仙30g，青风藤30g，防己15g，白术10g，茯苓15g，猪苓15g，桂枝10g，仙鹤草15g，黄柏15g，川牛膝10g，木瓜10g，土贝母15g，土茯苓15g，泽泻10g。嘱其坚持服药3个月余。

此后随访，关节诸症均有明显减轻，肿胀基本消除，嘱其避风寒，积极进行关节功能锻炼。

按：本患困于疾病之扰多年，多处求中西医治疗而不效。胡荫奇认为患者多关节肿胀，甚可见关节表面热感，实乃湿热之邪郁痹于经络而致。湿盛则肿，气血不通则痛，故见关节肿胀疼痛。郁久化热，故见关节表面发热。热郁其内而煎灼津液气血，致血热内生，瘀血阻滞。故病久可见关节肿痛固定不移，甚可见到关节变形。故本病治疗实应以清热利湿通络为主。以土茯苓、土贝母、车前子、草薢、泽泻诸药清热祛湿,兼可通利关节;以伸筋草、忍冬藤、穿山龙舒筋活络;以莪术、川牛膝、益母草、丹皮活血利水止痛;以姜半夏、苏梗宽中除湿,兼能降气和胃,中焦升降之机得以斡旋,则湿浊自去,湿去而热孤。本案中,胡荫奇用生地30g,用量较重,用于邪热壅盛,取其甘寒清热,更能防诸祛湿利湿燥湿药耗伤津液之弊。考《神农本草经》,谓地黄"主折跌绝筋、伤中,逐血痹,填骨髓,长肌肉。作汤除寒热、积聚,除痹"。现代医学亦证实,大剂量地黄具有类激素样作用,与地黄治痹作用不谋而合。二诊加猪苓、草薢、木瓜、防己,以增除湿之力。以后诸诊,辨证加减。纵观此案,胡荫奇皆以除湿为要,此乃根据患者发病之因及舌脉之象,加之病情缠绵难愈,体现了胡荫奇识证精准。

(整理者:王宏莉)

案八

个人信息:赵某,女,54岁。医案编号:1011Q0217。

初诊日期:2012年5月29日。

主诉:右腕关节肿痛7个月。

现病史:患者7个月前无明显诱因出现右腕关节肿痛,疼痛严重时无法忍受。于当地医院就诊,经检查诊断为类风湿关节炎。诊治过程及用药不详,症状缓解后自行停药。2周前右腕关节肿痛加重,右手关节晨起发胀,1个月前外院检查:CRP 17.1mg/L;生化、RF、IgM、IgG、IgA均在正常范围内;自身抗体谱正常;抗环瓜氨酸肽抗体(CCP)阳性;葡萄糖-6-磷酸异构酶(GPI)阴性;ESR 19mm/h;尿常规:管型(+)。余正常。现患者右腕关节肿胀疼痛明显,晨僵约2小时,无发热,无雷诺现象,饮食睡眠可,二便调。

检查:右腕关节肿胀,压痛明显,活动略受限;余关节无明显压痛,双下肢不肿。舌黯红,苔薄黄,脉滑细。

中医诊断:痹病,属湿热痹阻、瘀血阻络证。

西医诊断:类风湿关节炎。

治法:清热利湿,活血通络。

方药:取胡荫奇自拟清热通络方。土茯苓30g,夏枯草10g,炙鳖甲15g,莪术15g,土贝母15g,穿山龙15g,制南星10g,忍冬藤45g,威灵仙30g,山慈菇10g,松节10g,辛夷10g,生黄芪15g,羌活10g,生地15g,熟地15g。14剂,水煎服,日1剂。配合风湿安颗粒,6g,日2次,口服。

二诊(2012年9月3日):患者右腕关节疼痛略减轻,遇冷加重,纳眠可,二便调。查血常规:PLT 251×10⁹/L,血红蛋白(HGB)12.7g/L;CRP 1.89g/L;ESR

20mm/h；尿常规：pH 8，比重1.000，白细胞2.3/HP，红细胞0~1/HP。舌淡红，苔黄厚腻，脉滑细。继予通络止痛治疗。

处方：上方加姜半夏10g、青风藤15g、乌药10g，加强理气通络之力。14剂，水煎服，日1剂。

三诊（2013年5月14日）：患者关节疼痛减轻明显。5月7日查：血常规、尿常规均在正常范围；CRP 1.39g/L；ESR 17mm/h。舌黯红，苔薄黄腻，脉细滑。

处方：山慈菇10g，夏枯草10g，土贝母15g，莪术10g，土茯苓30g，威灵仙30g，制南星10g，白芥子6g，当归10g，穿山龙15g，徐长卿15g，忍冬藤30g，豨莶草15g。14剂，水煎服，日1剂。

完善相关检查，查免疫球蛋白、补体、CCP、类风湿抗体二项。

四诊（2013年9月3日）：右腕关节轻度肿胀疼痛，纳眠可，二便调。CCP、AKA、APF、甲状腺功能、尿常规、血常规、ANA、补体均正常。舌淡红，苔白，脉弦细。

处方：石斛15g，决明子15g，枳实15g，白术10g，夏枯草10g，土贝母15g，莪术15g，土茯苓30g，威灵仙30g，当归10g，穿山龙15g，徐长卿15g，忍冬藤30g，豨莶草30g。14剂，水煎服，日1剂。

五诊（2013年12月3日）：患者右腕关节偶感疼痛，余无不适。舌红，苔白，脉沉细。治以清热通络为法。

处方：豨莶草15g，石斛15g，莪术15g，忍冬藤30g，姜半夏10g，山慈菇10g，土贝母15g，夏枯草10g，土茯苓30g，穿山龙15g，徐长卿15g，辛夷15g，威灵仙30g，骨碎补10g。14剂，水煎服，日1剂。

3个月后经向患者本人电话随访，患者持续服用中药汤剂，关节疼痛症状明显好转。

按：患者以关节疼痛为主，当属于中医"痹证"。患者中年女性，体质虚弱，正气不足，不慎外感湿热之邪，内蕴经络，导致经络痹阻不通，不通则右腕关节疼痛；湿热蕴滞关节局部而见肿胀；正气不足，故右上肢怕风怕冷。湿热痹阻日久，化生瘀血，阻滞关节，故压痛。患者舌黯红，苔薄黄，脉滑细正是湿热内蕴，瘀血阻络的表现。故治疗当以清热利湿，通络止痛为主，药用土茯苓、土贝母清热祛湿；羌活、松节、威灵仙祛风除湿，通络止痛，羌活辛温而能疗遍身顽痹，松节兼能补肝益肾而施治本之功；以忍冬藤、穿山龙舒筋通络；以莪术理气化瘀；湿热蕴结日久，必有生痰之势，痰湿本为一家，故以制南星、制鳖甲、山慈菇软坚化痰消肿，有痰祛痰，无痰消肿，更有未病先防之妙；以生地、熟地养精血而有防诸药辛燥伤阴之弊，合黄芪而成益气养血之功。诸药合用，治标为主，兼以扶正，辨证施治，诸症自愈。

（整理者：李光宇）

案九

个人信息: 王某,女,31岁。医案编号: 1011Q0267。

初诊日期: 2014年1月8日。

主诉: 双手多关节肿痛1年余。

现病史: 患者1年前无明显诱因出现双手多关节肿痛,无明显晨僵,未系统诊疗,疼痛反复发作。患者发病以来无发热,无雷诺现象,饮食可,眠欠安,二便调。

检查: 左手第2~5掌指关节、近指间关节压痛,第2、3掌指关节肿胀;右手第2~4掌指关节、近指间关节压痛;双膝关节压痛,皮温正常。舌淡红胖大,苔薄白,脉弦细。

中医诊断: 痹病,属肝肾不足、寒湿痹阻证。

西医诊断: 类风湿关节炎?

治法: 补益肝肾,散寒通络止痛。

方药: 取胡荫奇自拟散寒通络方。土茯苓30g,忍冬藤45g,青风藤15g,防己10g,生黄芪15g,防风10g,葛根30g,山慈菇10g,伸筋草10g,当归10g,连翘10g,路路通10g,香附10g,穿山龙15g,羌活15g。14剂,水煎服,日1剂。

二诊(2014年1月22日):患者双手小关节疼痛略减轻,时有汗出,饮食睡眠可,二便调。舌淡红,苔薄黄,脉弦细。继予通络止痛治疗。

处方: 上方加炙麻黄10g、丹参15g、车前子10g,加强益气活血利湿通络之力。14剂,水煎服,日1剂。

三诊(2014年2月12日):患者双手小关节疼痛变化不明显,时有汗出。舌淡红胖大,苔白腻,脉弦细。

处方: 上方减防己、山慈菇、连翘,加豨莶草15g、天麻15g,加强祛风通络之力。14剂,水煎服,日1剂。

四诊(2014年3月19日):患者双手小关节疼痛略好转。舌淡红,苔白,脉弦细。继服上方14剂。

五诊(2014年4月8日):患者各关节疼痛较前明显好转。舌淡胖,苔薄白,脉细。继予补益肝肾、活血通络治疗。

处方: 天麻15g,葛根30g,防己10g,石斛15g,青风藤15g,忍冬藤30g,豨莶草15g,炙麻黄10g,防风10g,生黄芪15g,伸筋草10g,茯苓15g,白芷10g。14剂,水煎服,日1剂。

6个月后经向患者本人电话随访,患者继续坚持服药,病情平稳。

按: 患者以多关节疼痛肿胀为主,当属于中医"痹证"。患者素体亏虚,又感受风寒湿之邪,痹阻经络,经络痹阻,气血不通,不通则双手小关节及膝关节疼痛;寒湿痹阻经络,气血运行不畅,故局部肿胀、麻木;怕风怕冷,乃肝肾不足,阳气亏虚之故。舌淡红胖大,苔白腻,脉弦细乃正气不足,寒湿之邪痹阻之象。四诊合参,经辨证患者当属于肝肾不足、寒湿痹阻之证。故治疗当以补益肝肾,散寒除湿,通络止痛为主。药用羌活、白芷、茯苓、防风、防己、车前子祛风散寒除湿,通络止痛;以穿山龙、路路通、葛根、伸筋草、豨莶草祛风湿止痛;山慈菇化痰通络;以土茯苓祛湿通利关节;以生黄芪益气扶正;以忍冬藤、青风藤、当归、丹参养血活血止痛;香附行气止痛。二诊、三诊时,加炙麻黄,与生黄芪共施益气止汗之功。据现代药理研究,土茯苓、连翘、豨莶草等具有降低类风湿因子滴度及降低CRP、ESR等作用。诸药散寒除湿,兼以祛风湿止痛,则诸症自愈。

(整理者:李光宇)

案十

个人信息:白某,女,48岁。病历编号:060812。

初诊日期:2010年9月6日。

主诉:四肢多关节肿痛反复发作8年。

现病史:患者于2002年出现双手多关节肿痛。2003年于北京某三甲医院经化验拍片确诊为"类风湿关节炎",给予"风湿痛宁片"及"艾诺华20mg口服,每日1次"治疗,关节疼痛略好转,1年后自行停用;发病后2年内渐出现四肢多关节肿痛。2010年7月于广安门医院就诊,予院内贴剂外用,效果不显著。现口服雷公藤多苷,每次2片,每日3次,控制病情。现症见左肘关节疼痛肿胀,屈伸不利,背部疼痛;双膝关节、双踝关节肿胀明显,以左膝、右踝为甚;双手及双足多关节畸形改变;左肘关节晨僵持续大于2小时,用药后及午后好转,余关节晨僵不明显。时口干舌干、口苦,体倦乏力,无明显恶风畏寒,时有右耳鸣、头晕,咳嗽,伴咳黄痰,痰黏不易咯出,纳可,眠差,多梦易醒,大便不成形,一日2~3次,小便黄,时有尿急,无尿频、尿痛。

检查:双手及双足多关节畸形,左足成拇外翻改变;双侧腕关节肿胀,活动受限,压痛(+);左肘关节肿胀,伸直受限;双膝关节、双踝关节肿胀,压痛(+),皮温略高,以左膝、右踝为甚,双膝关节活动稍受限;双侧髌骨加压研磨试验(-),双侧浮髌试验(+)。双下肢无凹陷性水肿,双下肢直腿抬高试验(-),两下肢"4"字试验(-)。双手握力:右65mmHg,左45mmHg。舌黯红,苔白,脉滑细。

中医诊断:痹病,属脾肾不足、痰湿痹阻证。

西医诊断:类风湿关节炎。

治法:健脾利湿,清热化痰除瘀。

方药：骨碎补10g，山萸肉12g，菟丝子20g，茯苓30g，炒白术10g，土茯苓30g，生苡仁30g，法半夏12g，陈皮12g，白芥子10g，延胡索20g，葛根30g，芡实30g，生黄芪30g，络石藤15g，忍冬藤30g。7剂，水煎服，日1剂。

二诊（2010年9月13日）：患者诉左肘关节肿痛，双侧肩关节疼痛，背部疼痛；双膝关节、双踝关节肿胀较前减轻；左肘关节晨僵持续大于2小时，用药后及午后好转，余关节晨僵不明显。时口干、口苦，体倦乏力，无明显恶风畏寒，时有右耳鸣、头晕、咳嗽，吐黄痰，痰黏不易咯出，纳可，眠差，多梦易醒，大便1~2日一行，小便黄，时有尿急，无尿频、尿痛。

查体：双手及双足多关节畸形，左足成拇外翻改变；双侧腕关节肿胀，活动受限，压痛；左肘关节肿胀，伸直受限；双膝关节、双踝关节肿胀，压痛，皮温略高，双膝关节活动稍受限；双侧髌骨加压研磨试验（－），双侧浮髌试验（＋）。双下肢无凹陷性水肿，双下肢直腿抬高试验（－），两下肢"4"字试验（－）。舌黯红，苔白，脉滑细。依上方加减，方药如下：

山萸肉12g，菟丝子20g，茯苓30g，炒白芍12g，生山药30g，白术10g，土茯苓30g，薏苡仁30g，延胡索20g，葛根30g，穿山龙20g，香附12g，猪苓20g，青风藤15g，忍冬藤30g，石斛20g，伸筋草15g。7剂，水煎服，日1剂。

三诊（2010年9月20日）：左肘关节肿痛稍有减轻，双侧肩关节疼痛减轻，背部疼痛；双膝关节、双踝关节肿胀较前减轻；左肘关节晨僵，用药后及午后好转，余关节晨僵不明显。时口干、口苦，体倦乏力，时有右耳鸣、头晕、咳嗽，咯痰，痰黄黏不易咯出，纳可，眠差，多梦易醒，二便调。

查体：双侧腕关节肿胀稍减，活动受限，压痛（＋）；左肘关节肿胀渐消，伸直受限；双膝关节、双踝关节肿胀渐消，压痛（＋），皮温略高，以左膝、右踝为甚，双膝关节活动稍受限；双侧髌骨加压研磨试验（－），双侧浮髌试验（＋）。舌黯红，苔白，脉滑细。方药如下：

菟丝子20g，山萸肉12g，茯苓30g，白芍15g，山药30g，白术15g，土茯苓30g，薏苡仁30g，葛根30g，穿山龙20g，香附10g，青风藤15g，陈皮15g，僵蚕10g，伸筋草15g，石斛15g。7剂，水煎服，日1剂。

四诊（2010年9月27日）：颈肩酸痛明显，左肘关节疼痛伴晨僵，背部疼痛略减轻；双膝关节、双踝关节肿胀较前减轻；时口干、口苦，体倦乏力，无明显恶风畏寒，时有右耳鸣、头晕、咳嗽，吐黄痰，痰黏不易咯出，纳可，眠差，多梦易醒，大便成形，一日2次，小便黄。

查体：双侧腕关节肿胀，活动受限，压痛（＋）；左肘关节肿胀，伸直受限；双膝关节、双踝关节肿胀，压痛（＋），双膝关节活动稍受限；双侧髌骨加压研磨试验（－），双侧浮髌试验（－）。舌黯红，苔白，脉滑细。方药如下：

生山药20g，菟丝子20g，白术20g，浙贝母10g，柴胡12g，黄芩10g，桂枝12g，石斛20g，天花粉30g，生牡蛎30g，当归10g，白芍10g，川芎12g，土茯苓30g，泽泻10g，忍冬藤30g，青风藤30g，蜈蚣2g。14剂，水煎服，日1剂。

五诊（2010年10月11日）：患者颈肩酸痛，背部疼痛，左肘关节疼痛较前减轻，咳嗽吐痰较前好转；但仍感晨僵，时口干、口苦，体倦乏力，时有右耳鸣，头晕，咳嗽，吐黄痰，痰黏不易咯出，无明显恶风畏寒，纳可，眠差，多梦易醒，大便成形，一日2次，小便黄。

查体：双侧腕关节轻度肿胀，活动受限，压痛；左肘关节轻度肿胀，伸直受限；双膝关节、双踝关节不肿，压痛，皮温不高，双膝关节活动稍受限；双侧髌骨加压研磨试验（－），双侧浮髌试验（＋）。舌黯红，苔白，脉滑细。依上方调整如下：

生山药20g，菟丝子20g，白术20g，浙贝母10g，柴胡12g，黄芩10g，桂枝12g，石斛20g，天花粉30g，生牡蛎30g，当归10g，白芍10g，川芎12g，土茯苓30g，泽泻10g，忍冬藤30g，青风藤30g，乌蛇10g。7剂，水煎服，日1剂。

此方加减服用近3个月，患者病情明显好转。

按：本案患者素体脾虚，脾失健运，故出现腹泻便溏。脾虚生湿，复感外邪痹阻关节肌肉，发为痹病，湿邪留滞日久不去，阻滞津气之运行，故可见患者耳鸣、头晕、背痛。病久及肝肾，且湿邪痹久，生热成痰，痰瘀阻滞，而见肢体活动不利、关节肿痛甚至变形。所以治疗时以健脾利湿为首要，兼以清热化痰除瘀。因本案病程较久，恐诸邪胶着经络难除，遂加入乌蛇、蜈蚣等品以通络搜邪，剔邪外出。患者症见口干苦，属肝经湿热，遂予柴胡、黄芩、生牡蛎等以清利肝平肝。同时取牡蛎之散结之功，以助浙贝母、虫药化痰通瘀。

（整理者：刘燊仡）

案十一

个人信息：李某，女，27岁。

初诊日期：2013年12月31日。

主诉：双腕、双手指间关节疼痛2年，加重15天。

现病史：2年前无明显诱因出现双腕、双手指间关节疼痛，于某医院确诊为类风湿关节炎。予甲氨蝶呤、柳氮磺砒啶治疗，症状时有反复。15天前左腕、左肘关节肿痛明显，皮温稍高，皮色正常，活动受限。左手臂麻木，伴双手指间关节疼痛，怕冷，鼻塞，头痛，乏力，纳眠可，二便调。舌黯红苔黄腻，脉滑细。

中医诊断：痹证，属湿热瘀血痹阻证。

西医诊断：类风湿关节炎。

治法：清热祛湿，活血止痛。

方药：土茯苓、穿山龙、蒲公英、威灵仙各30g，徐长卿、青风藤、土贝母、当归、伸筋草各15g，漏芦、连翘、延胡索、莪术各10g。14剂，水煎服，日1剂，分2次服。

二诊：药后2周，患者左腕、左肘关节仍肿胀疼痛，伴左髋、右肩关节疼痛，活动受限，乏力，近日头晕头痛，鼻塞流清涕加重，全身肌肉酸痛，无咳嗽咳痰，无发热，食欲差，恶心，二便调，舌淡红苔薄白，脉滑细。

处方：前方加白芷15g，细辛3g，辛夷、荆芥、防风、乌药、柴胡各10g，减漏芦、莪术、蒲公英。14剂。

三诊：药后2周，患者左腕、左肘关节疼痛明显减轻，略有肿胀，左髋关节疼痛减轻，头痛，鼻塞流涕基本消失，但仍感双手指间关节疼痛，乏力，纳眠可，二便调，舌淡红，苔白腻，脉滑细。

处方：穿山龙、威灵仙、桑枝各30g，当归、川芎、伸筋草、姜黄、乌梢蛇、连翘各10g，青风藤、天麻、土贝母、土茯苓各15g，忍冬藤45g。14剂。

四诊：患者偶有双手指间关节、左肘关节疼痛，疼痛程度不明显。随后3个月，以补益肝肾、清热祛湿法调理善后，期间患者病情未曾反复。

按：患者初诊关节肿痛皮温高，考虑为湿热内盛之证，湿热痹阻阳气可出现怕冷、乏力等症，故主要予清热利湿药物治疗，但症状反而加重，并出现感冒症状，考虑患者近日外感风寒，不但引发痼疾，而且痹阻清窍。而祛湿通络的药物，能达经络却不达清窍，经络之邪可去，但邪留清窍而为患，日久亦可影响经络气机，故要同时祛除经络和清窍之邪，方能使邪气在机体内无残留之地。药用白芷、荆芥、辛夷、防风、细辛散寒通窍，使诱因去；用伸筋草、土贝母、徐长卿、川芎、穿山龙、延胡索等药祛湿通筋活络。两者兼顾，治疗效果明显，根据其三诊时的症状判断已进入临床缓解期，再根据病机变化，用补益肝肾、清热祛湿法治疗顽痹。临床上治疗层次分明，目的明确，方能奏效。

（整理者：徐立伟）

第二节 强直性脊柱炎

案一

个人信息：李某，男，36岁，已婚。

初诊日期：2007年9月8日。

主诉：下腰背酸痛5个月，加重10天。

现病史：5个月前出现腰背发僵发酸，腰骶部疼痛，当时未予特殊注意，此后每逢劳累腰背及骶部酸痛加重。来诊时见: 腰背及骶部酸痛僵硬,甚如折,颈部酸痛不适,时有周身发热感,双下肢酸楚重着,夜间翻身困难,晨起周身僵硬,口渴不思饮,大便正常,小便黄。舌质红,苔黄腻,脉滑细。化验: HLA-B27(+), RF(-), CRP 50.6mg/L, ESR 65mm/h。CT示双侧骶髂关节局限性硬化,骨质边缘毛糙,骶髂关节炎(Ⅱ级)。

中医诊断: 痹病,属肝肾阴虚、湿热痹阻证。

西医诊断: 强直性脊柱炎(早期)。

治法: 清热利湿通督,补益肝肾。

方药: 青蒿15g,猪苓15g,苦参12g,苍术12g,黄柏12g,半枝莲12g,鳖甲30g,山萸肉20g,赤芍15g,青风藤15g,穿山龙20g,白芥子6g,蜈蚣3条,片姜黄20g,莪术15g。14剂,水煎服,日1剂,日服2次。

二诊: 服药后腰骶部僵硬感及颈部酸痛有所减轻,腰骶部时有针刺样疼痛,夜间翻身困难,活动后周身乏力,舌质红,苔黄微腻,脉滑细。

处方: 上方加木瓜15g,14剂。

三诊: 药后腰骶部疼痛僵硬及颈部酸痛感较前减轻,晨僵减轻,夜间翻身困难有所减轻,时有手足心热,口干,舌质红,苔薄黄,脉滑细。

处方: 枸杞子15g,山萸肉15g,杜仲15g,生地20g,葛根15g,赤白芍各15g,僵蚕10g,生黄芪15g,白芥子6g,延胡索15g,鸡血藤20g,伸筋草15g,半枝莲10g,蜈蚣2条,檀香10g,莪术15g,威灵仙20g,知母12g。14剂。

四诊: 药后夜间翻身困难明显减轻,腰骶部疼痛僵硬及颈部酸痛感明显减轻,晨僵大减。舌质淡红,苔薄白,脉细。

处方: 上方加狗脊10g,14剂。

五诊: 药后腰骶部疼痛僵硬及颈部酸痛感基本消失,无晨僵、手足心热、口干等症,唯感劳累后腰骶部不适,乏力,舌质淡红,苔薄白,脉细。化验: HLA-B27仍阳性,CRP 4.9mg/L,ESR 8mm/h。CT示双侧骶髂关节表现基本同前,无进一步发展。嘱其服益肾蠲痹丸6个月以善后调理。

按: 本例强直性脊柱炎患者初诊时表现为本虚(肝肾阴虚)标实(湿热痹阻)。治疗宜先清热利湿通络为主以治其标,待热祛湿清,再行滋补肝肾、益督通络之法以固其本。药用青蒿、苦参、苍术、黄柏等以清热利湿;山萸肉、枸杞子、杜仲、狗脊、生地等以补肝肾益督脉;生黄芪、鸡血藤益气、养血通络;赤白芍、青风藤、穿山龙、蜈蚣、片姜黄、莪术、伸筋草等以活血通络止痛。收效后改丸药,取“丸者缓也”,意在缓图其功,巩固疗效。治疗紧扣病机,标本兼治,终取佳效。

(整理者: 王义军)

案二

个人信息: 陈某,男,26岁。医案编号: 060803。

初诊日期: 2009年7月16日。

主诉: 双髋部疼痛8年余,加重1个月。

现病史: 患者于1999年因无明显诱因出现双髋部疼痛,夜间翻身困难,需服止痛药止痛。2003年开始,出现腰骶部僵硬疼痛。2006年10月,在当地医院行双髋关节磁共振(MRI)示"左髋关节炎伴股骨头缺血性坏死,双侧髋关节腔内积液",双侧骶髂CT示"双侧骶髂慢性关节炎",诊断为"强直性脊柱炎"。1个月前双髋部疼痛增强,双膝关节疼痛。遂至我院就诊。现症: 双髋关节疼痛,以左侧为甚,活动明显受限,双膝关节疼痛,活动受限,行走困难,腰骶部轻度疼痛,夜间翻身困难,略口干,纳可,寐差,二便尚调。

检查: 扶双拐行走。颈椎活动度可,双肩关节活动度可,腰椎活动尚正常。枕-墙距0cm,胸廓活动度4cm,Schober试验(-)。左髋关节屈曲位,前屈30°~40°,外展15°,内收10°;右髋关节前屈120°,外展30°,内收15°;左膝关节活动范围10°~150°,右膝关节活动范围10°~150°;骨盆挤压、分离试验阳性;髌骨研磨试验阴性;右侧"4"字征(+);右侧直腿抬高试验(-);双下肢无水肿。舌淡黯,苔薄白,脉滑细。

中医诊断: 痹病,属肝肾亏虚、痰瘀痹阻证。

西医诊断: 强直性脊柱炎。

治法: 补益肝肾,化痰祛瘀。

方药: 炙鳖甲15g(先煎),生龙骨15g(先煎),生牡蛎15g(先煎),三七粉3g(冲服),珍珠母30g(先煎),杜仲15g(包煎),川断15g,川牛膝15g,黄柏15g,半枝连10g,细辛3g,骨碎补15g,夏枯草10g。7剂,水煎服,日1剂。

二诊(2009年7月23日): 患者左髋关节疼痛,活动受限。双膝关节疼痛,不甚。关节活动受限。夜间翻身困难。口干,耳鸣。食纳可,夜寐欠安,二便调。查体: 左髋关节活动受限。双膝关节活动度可。骨盆挤压、分离试验阳性。右侧"4"字试验阳性。舌淡黯,苔薄黄腻,脉滑细。以上方加减,药物如下:

炙鳖甲15g(先煎),生龙骨15g,生牡蛎15g,三七粉3g(冲服),珍珠母30g(先煎),杜仲15g,川断15g,川牛膝10g,黄柏15g,半枝连10g,细辛3g,骨碎补15g,夏枯草10g。7剂,水煎服,日1剂。

三诊(2009年7月30日): 现左髋关节僵痛,无明显好转,活动受限。双膝关节疼痛减轻。耳鸣如蝉。纳寐可,二便调。查体: 左髋关节屈曲位,屈30°~40°,外展15°。骨盆挤压、分离试验阳性。右侧"4"字试验阳性。舌质淡黯,苔薄白,脉滑细。处方调整如下:

炙鳖甲15g(先煎),生龙骨15g,生牡蛎15g,三七粉3g(冲服),珍珠母30g(冲服),杜仲15g,川断15g,川牛膝10g,黄柏15g,半枝连10g,细辛3g,骨碎补15g,夏枯草10g,山萸肉12g,怀山药12g。7剂,水煎服,日1剂。

四诊(2009年8月6日):现患者左髋关节疼痛僵硬,较以前有所减轻。耳鸣但较前好转。近期口腔溃疡反复发作。纳眠可,小便调,大便干结。查:左髋关节屈曲位,屈30°~40°,外展15°,骨盆挤压、分离试验阳性。右侧"4"字试验阳性。舌质淡黯,苔薄白,脉滑细。处方调整:

生龙骨15g,生牡蛎15g,三七粉3g(冲服),珍珠母30g(先煎),杜仲15g,川断15g,川牛膝10g,黄柏15g,半枝连10g,骨碎补15g,夏枯草10g,山萸肉12g,怀山药12g,木瓜20g,炙鳖甲15g(先煎),柴胡15g,草决明30g。14剂,水煎服,日1剂。

五诊(2009年8月20日):药后患者左髋关节疼痛减轻,僵硬感不显,髋关节活动仍有受限。双膝关节无疼痛。耳鸣减轻。自觉舌尖疼痛。纳眠可,小便调,大便干结,日行1次。查体:左髋关节屈曲位,屈15°~20°,外展30°,骨盆挤压、分离试验阳性。右侧"4"字试验阳性。舌质红,苔薄黄,脉弦细。依上方继用3周,病情明显好转。

按:本患者病程长,病邪痹久不去,内舍肝肾,肝肾同源,筋骨同病,而见筋挛骨损,关节僵直变形,难以行走。治疗的根本在于补肾通阳。然病邪痹久,势必化热成瘀,一味偏补,宜助热伤阴。故治疗中给予杜仲、川断、细辛、骨碎补温阳益肾;佐以鳖甲、黄柏、草藓、白芍等清热养阴。三七粉、半枝莲、松节、益母草意在养血活血通瘀。生龙牡、珍珠母平肝潜阳安神。患者股骨头坏死,在给予三七粉、松节等化瘀通络、改善局部微循环的基础上,加用草藓、骨碎补,是取其现代药理增加骨质代谢的作用。

(整理者:刘桑伲)

案三

个人信息:彭某,男,24岁。医案编号:1011Q0011。

初诊日期:2012年7月25日。

主诉:下腰部、背部疼痛2年,加重1周。

现病史:下腰部疼痛,背部疼痛,夜间疼痛加重,翻身困难,晨起腰背僵硬感持续3~4小时,严重时不能行走。畏风寒,遇寒加重,无外周关节疼痛,无汗出,纳寐可,二便调。

检查:舌黯红,苔白腻,脉沉细。HLA-B27 173。骶髂关节CT示:①双侧骶髂关节改变,Ⅲ~Ⅳ期;②双髋关节炎性变。

中医诊断:大偻,属肾督亏虚、风寒湿痹阻证。

西医诊断:强直性脊柱炎。

治法：补肾强督，祛风散寒通络。

方药：鸡血藤30g，川牛膝15g，杜仲15g，蜈蚣4条，檀香10g，乌药10g，延胡索10g，白芍45g，乌梢蛇10g，威灵仙30g，路路通10g，伸筋草15g，羌活15g，穿山龙30g，制南星10g，草薢30g。连服14剂，水煎服，日1剂。

二诊（2012年8月8日）：下腰部疼痛减轻，夜间腰背痛减，但翻身仍有困难，晨起僵硬感减至2小时余，活动后疼痛僵硬可缓解，可下地行走。无明显畏风怕冷，无四周关节疼痛。

处方：威灵仙30g，鸡血藤30g，川牛膝15g，杜仲15g，蜈蚣4条，檀香10g，乌药10g，延胡索10g，白芍45g，乌梢蛇10g，路路通10g，伸筋草15g，羌活15g，穿山龙30g，制南星10g，草薢30g，山慈菇10g，炙鳖甲15g，土贝母15g，松节10g。继服14剂。

三诊（2012年8月22日）：现下腰部、背部疼痛明显减轻，偶有疼痛，夜间翻身可，晨起腰背僵硬10余分钟，活动后即可缓解，余关节无不适，无汗出。

处方：威灵仙30g，鸡血藤30g，川牛膝15g，杜仲15g，蜈蚣6条，檀香10g，乌药10g，延胡索10g，白芍45g，乌梢蛇10g，路路通10g，伸筋草15g，羌活15g，穿山龙30g，制南星10g，炮山甲10g，三七粉6g（冲服）。3剂，上方取3料制成水丸，6g/100粒，日3次。患者连续服用3个月余，此后随访腰骶疼痛显著减轻，日常活动基本不受影响。

按：患者青年男性，先天禀赋不足，肾督亏虚，肾主骨，腰为肾之府，肾虚则督脉亏虚，筋骨失养而见腰背部疼痛。加之机体正气不足，则易致风寒湿等外邪侵袭，痹阻经络气血，不通则痛。气血运行不畅日久则化湿生痰。故辨证为肾督亏虚，风寒湿痹阻证。治疗当以补肾强督，祛风除湿、散寒通络为原则。胡荫奇喜用徐长卿、威灵仙、羌活等性辛温之品祛风散寒除湿，而少用附子、乌头等温燥之品。又用路路通、伸筋草、穿山龙、鸡血藤等除痹通络，加具有温阳作用的虫类药蜈蚣、乌梢蛇搜风剔络，且胡荫奇认为葛根、姜黄、羌活善治颈肩痛，而蜈蚣、乌梢蛇、僵蚕等则治疗腰背痛效果较佳。方中又用檀香、延胡索、乌药散寒行气止痛。患者病情反复发作，病程日久，化生痰瘀之邪，内外合邪，病情缠绵，不易痊愈，需要长时期服药。故将药物制成丸剂，以起到缓和、长效的作用。

（整理者：王宏莉）

案四

个人信息：唐某，男，26岁。医案编号：1011Q0105。

初诊日期：2012年7月10日。

主诉：腰背部疼痛伴活动受限2年。

现病史:腰骶部疼痛,夜间明显,夜间翻身困难,晨起腰背部僵硬不适,伴有右膝关节肿胀疼痛,四肢困重感,活动后可减轻。无明显畏风寒,胃纳可,二便调,夜寐欠安。

检查:舌尖红,边有齿痕,苔白腻,脉细。右膝关节肿胀,表面不红,局部皮温高,浮髌试验(-)。

中医诊断:大偻,属肾督亏虚、湿热痹阻证。

西医诊断:强直性脊柱炎。

治法:补益肝肾,清热利湿通络。

方药:自拟方。檀香10g,莪术15g,乌梢蛇10g,山慈菇10g,萆薢15g,杜仲15g,续断15g,川牛膝15g,延胡索10g,白芍30g,首乌藤30g,鸡血藤30g,木瓜10g,穿山龙15g,生薏苡仁15g,丹皮15g。水煎煮,日1剂,连服14天。

二诊(2012年8月21日):药后症状略缓解,但仍有腰骶部僵硬疼痛,夜间翻身困难,晨起后稍活动僵硬感即可缓解,仍有右膝关节肿胀疼痛,但较前已有减轻,不畏寒反畏热,活动后汗出。

处方:檀香10g,莪术15g,乌蛇10g,山慈菇10g,萆薢15g,杜仲15g,续断15g,川牛膝15g,延胡索10g,白芍30g,首乌藤30g,鸡血藤30g,木瓜10g,穿山龙15g,生薏苡仁15g,红藤15g,丹皮15g,败酱草15g。继服14剂。

三诊(2012年9月25日):药后腰骶部疼痛较前减轻,夜间翻身尚可,自觉晨起颈项及背部酸痛僵硬不适,周身困重感,右膝关节稍肿,疼痛较前缓解,胃脘痞闷,不欲饮食,二便调。

处方:狗脊15g,淫羊藿10g,葛根30g,僵蚕10g,生薏苡仁15g,白蔻仁10g,杏仁10g,羌活15g,川芎15g,松节10g,路路通10g,鸡血藤30g,败酱草15g,檀香10g,乌药10g,徐长卿15g。继服14剂。

四诊(2012年11月6日):现腰骶部疼痛明显减轻,晨起仍感腰骶部疼痛、僵硬,稍活动即可缓解。左膝关节稍肿,疼痛已缓解。近日自觉颈项僵硬,颈部活动尚可,双肩酸困重著,伴有畏寒怕冷。

处方:狗脊15g,淫羊藿10g,葛根30g,僵蚕10g,生薏苡仁15g,羌活15g,川芎10g,松节10g,路路通10g,鸡血藤30g,檀香10g,乌药10g,徐长卿15g,山慈菇10g,玄参30g,蜈蚣2条。继服14剂。

五诊(2012年11月20日):药后病情好转,腰骶部无明显疼痛,晨起仍感腰骶部略有僵硬感,稍活动即可缓解。左膝关节肿痛已消,纳眠可,二便调。

处方:炙鳖甲30g,骨碎补10g,金毛狗脊15,炮山甲10g,檀香10g,乌药10g,延胡索15g,鸡血藤45g,伸筋草15g,白芍30g,莪术15g,土贝母15g,山慈菇10g,徐长卿15g,穿山龙30g,葛根30g,羌活15g,续断15g,熟地30g,杜仲15g,威灵仙15g,夏枯草10g,鹿角胶24g(烊化)。以上5剂,制成细粉状,制成水丸,6g/100粒,每次6g,3次/日。

六诊(2013年1月8日):现腰骶部无明显疼痛,晨起仍感腰骶部略有僵硬感,稍活动即可缓解。左膝关节肿痛已消,自觉畏风,咽痛,白天活动后汗出较多,纳眠可,二便调。

处方:炙鳖甲30g,骨碎补10g,金毛狗脊15g,炮山甲10g,檀香10g,乌药10g,延胡索15g,鸡血藤45g,伸筋草15g,白芍30g,莪术15g,土贝母15g,山慈菇10g,徐长卿15g,穿山龙30g,葛根30g,羌活15g,续断15g,熟地30g,杜仲15g,威灵仙30g,夏枯草10g,鹿角胶24g(烊化),生黄芪15g,防风10g,白术15g,牛蒡子10g,僵蚕10g,蜈蚣6条。继予5剂,制成细粉状,制成水丸,6g/100粒,每次6g,3次/日。间断口服3个月余,此后随访周身诸关节无明显肿痛。

按:患者先天禀赋不足,肝肾亏虚,筋骨失养,而见腰痛。加之起居不慎,外感风寒湿邪,痹阻经络日久,郁而化热,不通则痛,故见腰痛、右膝关节疼痛,湿性重浊,流注关节故见肢体困重感。湿热下注而见右膝关节肿胀。本案患者辨证为肝肾亏虚,湿热痹阻证。治宜补益肝肾,清热利湿通络。药用杜仲、续断、川牛膝平补肝肾、强壮筋骨,山慈菇、萆薢、生薏苡仁清热利湿、消肿止痛,莪术、鸡血藤、丹皮活血通络,木瓜、白芍、穿山龙舒筋活络,缓急止痛。胡荫奇认为疼痛明显者可加用延胡索、檀香、乌药、乌蛇、蜈蚣之品搜风剔络、理气止痛之品。患者夜眠欠安,胡荫奇选用首乌藤,既可以治疗血虚所致失眠多梦,又具有舒筋活络止痛作用,可与鸡血藤、穿山龙等配伍治疗风湿痹痛。热像重可加红藤、败酱草,两药均具有清热解毒、活血消痈的作用,临床上常配伍用于治疗肠痈,胡荫奇认为用于治疗痹证症见关节红肿疼痛者可起到良好效果。三诊患者颈项腰背酸痛,药用葛根、狗脊、僵蚕祛风通络,胡荫奇认为根据疼痛的部位选取不同的药物,葛根主要针对颈项不适,狗脊、僵蚕主要针对脊背部疼痛。根据患者病情辨证考虑目前病情湿重于热,加用三仁汤清热利湿,宣畅气机。五诊后患者症状已明显缓解,本病慢性病程,易反复发作,予丸散剂口服治宜补益肝肾,活血通络。丸散剂型取其治疗作用缓和且携带方便。

(整理者:王宏莉)

案五

个人信息:钟某,男,24岁。病案编号:200806330。

初诊日期:2008年8月6日。

主诉:双髋部疼痛、活动不利2年。

现病史:患者于2年前因劳累后出现双髋部疼痛,劳累后加重,遇寒加重,天气变化时加重,腰部隐痛,二便调,纳眠可。

检查:舌淡,苔白腻,脉弦。双侧"4"字试验阴性,双髋部压痛,屈伸受限。

中医诊断：大偻，属肝肾亏虚、寒湿痹阻证。

西医诊断：强直性脊柱炎。

治法：散寒除湿，补益肝肾。

方药：鹿角镑15g，桂枝10g，川芎10g，路路通10g，僵蚕10g，炒白芥子10g，半枝莲15g，桑寄生15g，川牛膝10g，乌药10g，防风10g，独活10g，威灵仙15g，杜仲10g，白芍10g，鸡血藤30g。7剂，水煎服，日1剂，分2次服。

二诊（2008年8月13日）：患者病情无变化。药后诸症无明显变化，双髋部疼痛，劳累后加重，遇寒加重，天气变化时加重，腰部隐痛，时有乏力盗汗，二便调，纳眠可。

检查：舌淡，苔白腻，脉弦。双侧"4"字试验阴性，双髋部压痛，屈伸受限。

方药：蜈蚣3g，延胡索15g，鹿角镑15g，桂枝10g，川芎10g，路路通10g，僵蚕10g，炒白芥子10g，半枝莲15g，桑寄生15g，川牛膝10g，乌药10g，防风10g，独活10g，威灵仙15g，杜仲10g，白芍10g，鸡血藤30g。7剂，水煎服，日1剂，分2次服。

三诊（2008年8月20日）：患者病情好转。药后双髋部疼痛减轻，劳累后加重，活动较前自如，时有乏力盗汗，大便偏干，小便调，纳眠可。

检查：舌淡，苔白腻，脉弦。双侧"4"字试验阴性，双髋部压痛，屈伸受限。

方药：鹿角镑15g，桂枝10g，川芎10g，路路通10g，僵蚕10g，蜈蚣3g，延胡索15g，炒白芥子10g，半枝莲15g，桑寄生15g，川牛膝10g，乌药10g，防风10g，羌活10g，威灵仙15g，杜仲10g，白芍10g，鸡血藤30g，当归10g，肉苁蓉15g。14剂，水煎服，日1剂，分2次服。

四诊（2008年9月3日）：患者病情好转。药后双髋部疼痛逐渐减轻，劳累后加重，活动较前自如，时有乏力盗汗，眼部不适，畏光，大便偏干，小便调，纳眠可。

检查：舌淡，苔白腻，脉弦。双侧"4"字试验阴性，双髋部压痛，屈伸基本正常。

方药：鹿角镑15g，桂枝10g，川芎10g，路路通10g，僵蚕10g，蜈蚣3g，延胡索15g，半枝莲15g，桑寄生15g，川牛膝10g，乌药10g，防风10g，威灵仙15g，杜仲10g，白芍10g，鸡血藤30g，当归10g，肉苁蓉15g，炙栀子10g，野菊花10g。14剂，水煎服，日1剂，分2次服。

五诊（2008年9月17日）：患者病情明显好转。药后双髋部疼痛明显减轻，活动较前自如，乏力盗汗减轻，眼部不适消失，二便调，纳眠可。

检查：舌淡，苔薄白，脉弦。双侧"4"字试验阴性，双髋部轻压痛，屈伸基本正常。

方药：山萸肉10g，山药15g，川芎10g，路路通10g，僵蚕10g，蜈蚣3g，半枝莲15g，桑寄生15g，川牛膝10g，乌药10g，防风10g，威灵仙15g，杜仲10g，白芍10g，鸡血藤30g,当归10g,肉苁蓉15g,炙栀子10g,野菊花10g。14剂,水煎服,日1剂,分2次服。

6个月后经向患者本人电话随访,病情稳定。患者各关节肿痛明显减轻,病情稳定。

按:强直性脊柱炎属于血清阴性脊柱关节病,大多数的本病患者有周围关节受累,从中医辨证论治,是本病早期及时治疗的有效途径。本病的中医辨证一般可分为寒湿痹阻证、瘀血痹阻证、湿热蕴结证、痰瘀痹阻证、肝肾亏虚证等,各证型常伴有肾虚血瘀之象。本案为寒湿而伴肝肾亏虚,故以散寒除湿、补益肝肾治之而收效。

(整理者:李征)

案六

个人信息:印某,男,31岁。病案编号:200807218。

初诊日期:2008年10月22日。

主诉:腰骶部僵硬疼痛8年。

现病史:患者于8年前无明显诱因出现腰骶部僵硬疼痛,夜间翻身困难,活动后减轻,时有足跟痛,乏力,怕冷,易汗,二便调。

检查:舌淡,有齿痕,苔薄白,脉弦。双侧"4"字试验阳性,双髋关节外侧压痛,运动正常,指-地距15cm,枕-墙距0cm,胸廓活动度3.5cm。

中医诊断:大偻,属气血两虚、寒湿痹阻证。

西医诊断:强直性脊柱炎。

治法:益气养血,散寒除湿。

方药:生地15g,熟地15g,淫羊藿15g,仙茅10g,木瓜15g,川牛膝15g,路路通10g,莪术10g,桃仁10g,杜仲10g,炒白术15g,生黄芪15g,党参10g,皂角刺10g,延胡索30g,穿山龙15g。7剂,水煎服,日1剂,分2次服。

二诊(2008年10月29日):患者病情好转。腰骶部僵硬疼痛减轻,夜间翻身困难,活动后减轻,时有足跟痛,乏力,怕冷,易汗,二便调。

检查:舌淡,有齿痕,苔薄白,脉弦。双侧"4"字试验阳性,双髋关节外侧压痛,运动正常,指-地距15cm,枕-墙距0cm,胸廓活动度3.5cm。

方药:羌活10g,生地15g,熟地15g,淫羊藿15g,仙茅10g,木瓜15g,杜仲10g,炒白术15g,川牛膝15g,路路通10g,莪术10g,桃仁10g,生黄芪15g,党参10g,皂角刺10g,延胡索10g,穿山龙15g。14剂,水煎服,日1剂,分2次服。

三诊(2008年11月12日):患者病情明显好转。腰骶部僵硬疼痛明显减轻,夜间翻身较前自如,乏力易汗减轻,怕冷,二便调。

检查:舌淡,有齿痕,苔薄白,脉弦。双侧"4"字试验阳性,双髋关节外侧压痛,运动正常,指-地距10cm,枕-墙距0cm,胸廓活动度3.5cm。

方药:夜交藤30g,郁李仁10g,羌活10g,葛根15g,生地15g,熟地15g,淫羊藿15g,仙茅10g,木瓜15g,川牛膝15g,莪术10g,桃仁10g,红花10g,延胡索30g,穿山龙30g,泽泻15g,杜仲10g,炒白术15g,党参10g,生黄芪15g。14剂,水煎服,日1剂,分2次服。

四诊(2008年11月26日):患者病情明显好转。腰骶部僵硬疼痛明显减轻,夜间翻身较自如,乏力易汗减轻,怕冷减轻,二便调。

检查:舌淡,有齿痕,苔薄白,脉弦。双侧"4"字试验阳性,双髋关节外侧压痛不明显,运动正常,指-地距0cm,枕-墙距0cm,胸廓活动度4.5cm。

方药:夜交藤30g,郁李仁10g,羌活10g,葛根30g,川牛膝15g,怀山药15g,桃仁10g,杜仲10g,炒白术15g,生黄芪15g,党参10g,延胡索15g,穿山龙30g,红花10g,泽泻15g,山萸肉10g。14剂,水煎服,日1剂,分2次服。

五诊(2008年12月10日):患者病情明显好转。腰骶部僵硬疼痛基本消失,夜间翻身自如,乏力易汗明显减轻,怕冷减轻,二便调。

检查:舌淡红,有齿痕,苔薄黄,脉略弦。双侧"4"字试验阴性,双髋关节外侧压痛不明显,运动正常,指-地距0cm,枕-墙距0cm,胸廓活动度5.5cm。

方药:夜交藤30g,葛根30g,红花10g,桃仁10g,党参10g,生黄芪15g,杜仲10g,怀山药15g,山萸肉10g,泽泻10g,穿山龙15g,延胡索15g,乌药10g,伸筋草10g,鹿衔草10g,豨莶草10g。14剂,水煎服,日1剂,分2次服。

6个月后经向患者本人电话随访,药后病情稳定,已正常工作。

按:强直性脊柱炎常为隐匿性发病,病程漫长,肾精亏虚,督脉失养往往是造成患者发病的病理基础,久病致痰瘀胶结,痹阻经络骨骼,出现脊柱僵硬强直不适,正如清代陈士铎在《石室秘录》中所说"脊背骨痛者,以肾阴亏竭,不能上润于脑,河车之路干涩而难行,故而作痛"。胡荫奇认为,益肾通督法是治疗强直性脊柱炎的常用治法,但在临床上需要根据病人具体情况配合其他治法,不能一概而论。常用的其他治法还有清热解毒法、通经活络法、调和营卫法、化痰祛瘀法等,应结合强直性脊柱炎的阶段性、特殊性随机而变。

(整理者:李征)

案七

个人信息:周某,男,35岁。病案编号:200800157。

初诊日期:2008年5月12日。

主诉:双髋部疼痛反复发作1年。

现病史:患者于1年前因劳累出现双髋部疼痛,活动困难,夜间翻身困难,轻度晨僵,活动后减轻,休息后加重,时有乏力,盗汗,怕冷,纳眠可,二便调。

检查：舌黯，有瘀斑，苔白腻，脉弦细。双侧"4"字试验阳性，双髋关节外侧压痛，屈伸略受限。

中医诊断：大偻，属肝肾亏虚、寒湿痹阻证。

西医诊断：强直性脊柱炎。

治法：散寒除湿，温阳补肾。

方药：金毛狗脊10g，续断10g，淫羊藿15g，生地10g，延胡索15g，杜仲10g，皂角刺10g，蒺藜10g，伸筋草15g，制附子6g，三七粉3g（冲服），赤芍10g，白芍10g，川牛膝10g，桂枝10g。7剂，水煎服，日1剂，分2次服。

二诊（2008年5月19日）：患者病情好转。药后晨僵减轻，疼痛依旧，二便调。

检查：舌黯，有瘀斑，苔白腻，脉弦细。双侧"4"字试验阳性，双髋关节外侧压痛，屈伸略受限。

方药：金毛狗脊10g，续断10g，淫羊藿15g，生地10g，延胡索15g，杜仲10g，皂角刺10g，蒺藜10g，伸筋草15g，制附子6g，三七粉6g（冲服），赤芍10g，白芍10g，川牛膝10g，桂枝10g，细辛3g，全蝎3g。14剂，水煎服，日1剂，分2次服。

三诊（2008年6月2日）：患者病情好转。药后疼痛减轻，夜间翻身较前自如，纳眠可，二便调。

检查：舌黯，有瘀斑，苔白腻，脉弦细。双侧"4"字试验阳性，双髋关节外侧压痛，屈伸略受限。

方药：金毛狗脊10g，续断10g，淫羊藿15g，生地10g，延胡索15g，杜仲10g，皂角刺10g，伸筋草15g，三七粉6g（冲服），赤芍10g，白芍10g，川牛膝10g，桂枝10g，细辛3g，全蝎3g，秦艽10g，当归10g。14剂，水煎服，日1剂，分2次服。

四诊（2008年6月16日）：患者病情明显好转。药后疼痛逐渐减轻，夜间翻身明显自如，纳眠可，二便调。

检查：舌黯，有瘀斑，苔白腻，脉弦细。双侧"4"字试验阳性，双髋关节外侧轻压痛，屈伸运动基本正常。

方药：金毛狗脊10g，续断10g，延胡索15g，杜仲10g，皂角刺10g，伸筋草15g，三七粉6g，赤芍10g，白芍10g，川牛膝10g，桂枝10g，细辛3g，全蝎3g，秦艽10g，当归10g，山药15g，葛根15g。14剂，水煎服，日1剂，分2次服。

五诊（2008年6月30日）：患者病情明显好转。药后疼痛逐渐减轻，夜间翻身明显自如，畏寒减轻，纳眠可，二便调。

检查：舌黯，有瘀斑，苔薄白，脉细。双侧"4"字试验阳性，双髋关节外侧无压痛，屈伸运动正常。

方药：金毛狗脊10g，续断10g，延胡索15g，杜仲10g，伸筋草15g，三七粉6g（冲服），赤芍10g，白芍10g，川牛膝10g，桂枝10g，全蝎3g，秦艽10g，当归10g，山药15g,葛根15g。14剂,水煎服,日1剂,分2次服。

3个月后经向患者本人电话随访,继服前方,病情平稳。

按:本例患者为中年男性,以髋关节疼痛,活动不利为主,经络痹阻,不通则痛,畏寒盗汗,故方中重用温阳补肾之品,佐以通络止痛,适当使用虫类血肉之品,搜风剔络,加强止痛效果。随着治疗,肾阳渐复,故胡荫奇渐减大热之药,改为平补之品,患者显效明显。

(整理者:李征)

案八

个人信息:曲某,男,30岁。病案编号:20060519。

初诊日期:2006年6月7日。

主诉:腰骶背部疼痛僵硬3年。

现病史:患者于3个月前因劳累后出现腰骶背部疼痛,晨僵,休息后加重,运动后减轻,逐渐加重,时有腹泻,疲乏无力,无发热,无眼红。

检查:舌淡红,苔白,脉细。双侧"4"字试验阳性。右膝关节轻度肿胀,Schober试验(+),浮髌征(−),指-地距15cm,枕-墙距0cm,胸廓活动度3cm。

中医诊断:大偻,属肝肾亏虚、瘀血痹阻证。

西医诊断:强直性脊柱炎。

治法:活血化瘀,补益肝肾。

方药:鹿角霜30g,杜仲15g,穿山甲10g,金毛狗脊10g,补骨脂10g,红景天15g,五加皮30g,生薏苡仁30g,鸡血藤30g,砂仁10g,佛手15g,桃仁15g。14剂,水煎服,日1剂,分2次服。

二诊(2006年6月21日):患者病情好转,症状减轻。

检查:舌淡红,苔白,脉细。双侧"4"字试验阳性。右膝关节轻度肿胀,Schober试验(+),浮髌征(−),指-地距15cm,枕-墙距0cm,胸廓活动度3cm。

方药:鹿角霜30g,杜仲15g,穿山甲10g,金毛狗脊10g,红景天15g,五加皮30g,生薏苡仁30g,鸡血藤30g,砂仁10g,佛手15g,桃仁15g,补骨脂10g,赤芍10g,川牛膝15g。14剂,水煎服,日1剂,分2次服。

三诊(2006年7月5日):患者病情好转。药后腰骶部疼痛减轻,二便调,纳眠可。

检查:舌淡红,苔白,脉细。双侧"4"字试验阳性。右膝关节无肿胀,Schober试验(+),浮髌征(−),指-地距10cm,枕-墙距0cm,胸廓活动度5cm。

方药:鹿角霜30g,杜仲15g,穿山甲10g,金毛狗脊10g,红景天15g,五加皮30g,生薏苡仁30g,鸡血藤30g,砂仁10g,佛手15g,桃仁15g,补骨脂10g,赤芍10g,川牛膝16g,延胡索15g,乌药10g。14剂,水煎服,日1剂,分2次服。

四诊(2006年7月19日):患者病情好转。药后腰骶部疼痛减轻,二便调,纳眠可。

检查:舌淡红,苔薄白,脉弦。双侧"4"字试验阳性。右膝关节无肿胀,Schober试验(+),浮髌征(-),指-地距6cm,枕-墙距0cm,胸廓活动度5cm。

方药:鹿角锵15g,桂枝10g,川芎10g,路路通10g,僵蚕10g,蜈蚣3g,延胡索15g,半枝莲15g,桑寄生15g,川牛膝10g,乌药10g,防风10g,威灵仙15g,杜仲10g,白芍10g,鸡血藤30g,当归10g,肉苁蓉15g,炙栀子10g,野菊花10g。14剂,水煎服,日1剂,分2次服。

五诊(2006年8月2日):患者病情明显好转。药后腰骶部疼痛明显减轻,二便调,纳眠可。

检查:舌淡红,苔薄白,脉弦。双侧"4"字试验阴性。右膝关节无肿胀,Schober试验(-),浮髌征(-),指-地距0cm,枕-墙距0cm,胸廓活动度5cm。

方药:三七粉3g(冲服),伸筋草10g,杜仲15g,金毛狗脊10g,红景天15g,五加皮30g,生薏苡仁30g,鸡血藤30g,砂仁10g,佛手15g,桃仁15g,补骨脂10g,赤芍10g,川牛膝15g,延胡索15g,乌药10g,熟地30g,独活10g。14剂,水煎服,日1剂,分2次服。

3个月后经向患者本人电话随访,患者病情平稳,正常工作。

按:患者以肝肾亏虚、瘀血痹阻而见诸症,治疗当以补益肝肾、活血化瘀、通络止痛为原则。首诊以鹿角霜为君药,以血肉有情之品大补肾阳;臣以狗脊、杜仲、补骨脂滋补肝肾,以桃仁、鸡血藤、红景天益气活血;佐以佛手、砂仁行气和胃通络,以五加皮、生薏苡仁祛风除湿通络。本案中鹿角霜一味,胡荫奇尤喜用于强直性脊柱炎。鹿角霜咸,温,归肝、肾经,功能主治为温肾助阳,收敛止血;原用于脾肾阳痿,食少吐泻,白带,遗尿尿频,崩漏下血,痈疽痰核。《本草便读》云:"鹿角胶、鹿角霜,性味功用与鹿茸相近,但少壮衰老不同,然总不外乎血肉有情之品。能温补督脉,添精益血。如精血不足,而可受腻补,则用胶;若仅阳虚而不受滋腻者,则用霜可也。"鹿角霜能温补奇经督脉,甚合大偻病机,故大偻属肾督亏虚者用之多能奏效。

(整理者:李征)

案九

个人信息:赵某,男,12岁。医案编号:06080312。

初诊日期:2001年8月8日。

主诉:右膝关节肿痛2周。

现病史:患者于2周前因受寒后出现右膝关节肿痛。于我院查HLA-B27阳性,骶髂CT提示骶髂关节面可见硬化,局部毛糙,关节间隙不窄。现症:右膝关节肿痛,屈伸受限。时有左足跟腱部疼痛。腰骶部无疼痛,无晨僵,无夜间翻身困难。

检查:右膝关节肿胀,压痛,局部皮温高,皮色红。舌红,苔薄黄,脉沉滑。

中医诊断:大偻,属肝肾不足、湿热痹阻证。

西医诊断:强直性脊柱炎(早期)。

治法:清热除湿,行气活血,化痰散结。

方药:四妙散加减。黄柏15g,萆薢20g,葛根30g,威灵仙30g,山慈菇10g,穿山龙15g,生薏苡仁15g,丹皮10g,半枝莲15g,知母10g,泽兰10g,川牛膝15g。7剂,水煎服,每日1剂。

二诊(2001年8月15日):右膝关节肿痛有所减轻,仍不能下蹲。左足跟腱处无疼痛。纳寐可,二便调。查体:右膝关节肿胀,压痛,局部皮温稍高。舌红,苔薄黄,脉沉滑。

处方:黄柏15g,萆薢20g,葛根30g,威灵仙30g,山慈菇10g,穿山龙15g,生薏苡仁15g,丹皮10g,半枝莲15g,知母10g,泽兰10g,川牛膝15g,猪苓12g。7剂,水煎服,每日1剂。

三诊(2001年8月22日):右膝关节肿痛减消,自觉右下肢膝以下酸胀乏力。患者无夜间翻身困难,无晨僵。时有腰骶部酸痛不适,不甚。查体:右膝关节肿胀渐消,浮髌试验阴性。压痛不甚。腰部活动无受限。舌红,苔薄黄,脉沉滑。

处方:黄柏15g,萆薢20g,葛根30g,威灵仙30g,穿山龙15g,生薏苡仁15g,丹皮10g,半枝莲15g,知母10g,泽兰10g,川牛膝15g,猪苓12g,桑寄生15g。7剂,水煎服,每日1剂。

四诊(2001年8月29日):右膝关节肿痛减轻明显,可下蹲,但不能深蹲。腰骶部劳累后酸痛不适感,不甚。查体:右膝关节轻度肿胀,浮髌试验阴性,局部皮温不高。舌淡红,苔薄黄,脉沉滑。

处方:黄柏15g,萆薢20g,葛根30g,威灵仙30g,穿山龙15g,生薏苡仁15g,丹皮10g,半枝莲15g,知母10g,泽兰10g,川牛膝15g,猪苓12g,桑寄生15g。14剂,水煎服,每日1剂。患者服药后症状明显缓解,病情稳定。

按:本案发病患者乃少年,其父患强直性脊柱炎,自身HLA-BA27阳性,且有下肢单关节症状。针对这种情况,胡荫奇一般建议临床严密观察,定期观察骶髂关节影像学改变,以尽早诊断治疗,以防出现椎体关节活动受限。发病上胡荫奇认为此乃先天禀赋不足,感受外邪而致。治疗时在以对症治标同时,不忘补益肝肾之本,标本兼顾。

(整理者:刘燊仡)

案十

个人信息: 郭某,男,36岁。医案编号: 1011Q0195。

初诊日期: 2013年5月2日。

主诉: 腰部、胸背部疼痛反复发作10年,加重15天。

现病史: 患者10年前无明显诱因出现腰痛,伴有胸背部疼痛,未系统诊疗,症状反复发作。15天前患者腰部疼痛加重,于北京某三甲医院就诊,查HLA-B27呈阳性; 骶髂关节CT示骶髂关节炎Ⅱ期改变; 血常规: 白细胞(WBC)计数 14.74×10^9/L,中性粒细胞百分比(N%)81.71%, ESR 57mm/h, CRP 95.07mg/L。诊断为"强直性脊柱炎",口服来氟米特、柳氮磺砒啶、洛索洛芬治疗(具体剂量不详),症状无缓解。现患者腰骶、胸背部疼痛僵硬,伴夜间翻身困难。患者发病以来无发热,无皮疹,无足跟痛,无双眼发红,无雷诺现象,饮食睡眠可,二便调。

检查: 颈椎前屈45°,后伸45°,左旋60°,右旋60°,左侧屈15°,右侧屈15°; 腰椎前屈75°,后伸25°,侧屈30°; 腰4、5椎棘突压痛,无叩击痛、放射痛; 枕-墙距5cm,指-地距5cm,双侧"4"字试验(＋),骨盆挤压试验(＋),胸廓活动度4cm。舌胖大边有齿痕,苔薄腻,脉滑细,尺脉细弱。

中医诊断: 大偻,属湿热痹阻证。

西医诊断: 强直性脊柱炎。

治法: 清热利湿,通络止痛。

方药: 取胡荫奇自拟清热通络方。土茯苓30g,葛根30g,僵蚕10g,蜈蚣3g,鸡血藤30g,地榆30g,炙鳖甲15g,夏枯草10g,延胡索15g,乌药10g,虎杖15g,忍冬藤30g,威灵仙30g,土贝母15g,莪术10g,乌梢蛇10g,檀香10g,羌活10g。14剂,水煎服,日1剂。配合益肾蠲痹丸,每次8g,每日3次,口服。

二诊(2013年6月4日): 患者腰骶部疼痛较前略减轻,仍有夜间翻身困难,余无不适,饮食睡眠可,二便调。舌淡黯红,苔薄白滑,脉弦。查CRP 62.02mg/L, ESR 68mm/h(正常值0~15mm/h),血常规: WBC 10.50×10^9/L。继予清热利湿通络治疗。

处方: 上方减虎杖,加穿山龙30g,徐长卿15g、三七3g,加强活血通络之力。14剂,水煎服,日1剂。配合风湿祛痛胶囊,每次0.9g,每日3次,口服。

三诊(2013年7月9日): 患者腰骶、胸背部疼痛僵硬较前减轻。舌淡黯红,苔薄白滑,脉弦。

处方: 黄柏15g,土茯苓30g,萆薢15g,蜈蚣3g,檀香10g,川牛膝10g,伸筋草15g,知母15g,僵蚕10g,白芍30g,狗脊15g,鸡血藤30g,羌活10g,独活10g,生薏苡仁15g,丹皮15g,地榆30g。14剂,水煎服,日1剂。

四诊(2013年8月13日):患者各关节疼痛僵硬变化不明显,夜间翻身困难,余无不适。舌红,苔黄腻,脉沉细。

处方:羌活15g,蜈蚣3g,伸筋草15g,乌梢蛇10g,延胡索10g,川芎10g,鸡血藤30g,木瓜15g,土茯苓30g,白芍30g,生薏苡仁15g,穿山龙15g,熟地30g,地榆30g,葛根30g,14剂,水煎服,日1剂。配合风湿祛痛胶囊,每次0.9g,每日3次,口服。

五诊(2013年9月17日):腰骶部、胸背部疼痛僵硬减轻。舌淡黯红,苔薄白,脉细。查血常规未见异常,ESR 31mm/h,CRP 22.58mg/L;生化:A/G 1.1,γ-谷氨酰转肽酶(GGT)103U/L,余项未见异常。

处方:葛根30g,僵蚕10g,红花10g,川芎10g,伸筋草15g,五味子10g,白芍30g,羌活15g,熟地30g,蜈蚣3g,延胡索15g,檀香10g,生地30g,丹参15g,地榆30g,乌梢蛇10g。配合四妙丸,每次6g,每日3次,口服。

六诊(2013年10月22日):患者腰骶部僵硬变化不明显,仍有夜间翻身困难。查ESR 35mm/h,CRP 32.41mg/L,肝功能未见异常。舌淡红,苔薄白,脉滑细。

处方:细辛3g,生黄芪30g,生薏苡仁15g,黄柏15g,生地30g,生侧柏15g,淫羊藿10g,菟丝子10g,木瓜15g,赤芍10g,延胡索10g,山慈菇10g,川牛膝10g,杜仲15g,檀香10g,炙鳖甲15g,蜈蚣3g,威灵仙30g,羌活15g,狗脊15g。14剂,水煎服,日1剂。配合四妙丸,每次6g,每日3次,口服;益肾蠲痹丸,每次8g,每日3次,口服。

七诊(2013年12月3日):患者腰骶部疼痛僵硬及夜间翻身困难好转明显。查ESR 27mm/h,CRP 15.19mg/L。舌嫩红,少津,苔黄,脉右脉沉滑细,左脉弦滑细。

处方:上方减生黄芪、生薏苡仁、淫羊藿,加苦参10g、徐长卿15g、夏枯草10g、玄参30g。14剂,水煎服,日1剂。配合四妙丸,每次6g,每日3次,口服;益肾蠲痹丸,每次8g,第日3次,口服。

3个月后经向患者本人电话随访,患者目前坚持服药治疗,腰骶及胸背部疼痛较前好转。

按:患者以腰痛为主,当属中医"大偻"范畴。患者先天禀赋不足,正气亏虚,湿邪乘虚而入,阻于经脉,影响气血运行,经脉不通则痛,故出现腰、胸背部疼痛。痹阻日久,邪入于络,瘀阻经络,故见活动受限,所谓"久病必瘀"。湿邪为患,易化火生热,易病情反复、缠绵难愈。患者舌体胖大边有齿痕,苔薄腻,脉滑细,尺脉细弱正是患者湿阻经络,正气不足之象。故治疗上当以清热利湿为主,因痹阻日久易化生痰瘀,故辅以活血化痰之法。药用土茯苓、忍冬藤、土贝母、虎杖,生地榆清热解毒,利湿通络,同时虎杖有通便之功,使湿邪有外出之机。加用葛根、威灵仙、羌活祛风除湿、通络止痛;又配伍僵蚕、蜈蚣、乌梢蛇祛风通络止痛,且僵蚕、夏枯草能化痰软坚散结,助痰瘀外出。乌药、檀香、延胡索、鸡血藤、莪术则共奏行气活血之功,所谓"气行则湿行,血行则经脉得养"。鳖甲炙用,咸寒,软坚散结,滋阴除热,有防诸辛散行气之品耗伤阴血之弊。本案胡荫奇针对疼痛不同部位选用有针对性药物,颈项背痛用葛根、羌活,胸痛用乌药、檀香,久病入络,又配以僵蚕、蜈蚣、乌蛇之品,性辛而窜入经络骨骱,以达搜风剔邪之功。

(整理者:李光宇)

案十一

个人信息:寇某,男,21岁。医案编号:1011Q0227。

初诊日期:2013年2月20日。

主诉:下腰部疼痛反复发作7年余。

现病史:患者7年前无明显诱因出现下腰部疼痛,未系统诊疗,症状反复发作。2010年于北京某三甲医院就诊,经检查诊断为"强直性脊柱炎",予口服来氟米特、柳氮磺吡啶(SASP)治疗,效果不明显。2013年2月7日查血常规、肝肾功能、尿常规均未见异常。患者发病以来无发热,无皮疹,无足跟痛,无双眼发红,无雷诺现象,饮食睡眠可,二便调。

检查:颈椎前屈45°,后伸45°,左旋60°,右旋60°,左侧屈15°,右侧屈15°;腰椎前屈85°,后伸35°,侧屈35°;胸腰椎棘突无压痛,无叩击痛、放射痛;枕-墙距2cm,指-地距3cm,双侧"4"字试验(+),骨盆挤压试验(-),胸廓活动度4cm。舌红,苔白厚腻,脉滑。

中医诊断:大偻,属湿热痹阻证。

西医诊断:强直性脊柱炎。

治法:清热利湿,通络止痛。

方药:取胡荫奇自拟清热通络方。杜仲15g,檀香10g,乌药10g,延胡索15g,桑寄生15g,川牛膝10g,鸡血藤30g,蜈蚣3g,葛根30g,白芍30g,威灵仙30g,半枝连10g,细辛3g,制南星10g,天麻15g。14剂,水煎服,日1剂。配合益肾蠲痹丸,每次8g,每日3次,口服。

二诊(2013年3月13日):患者下腰部疼痛加重,伴有夜间翻身困难,余无不适,饮食睡眠可,二便调。舌红,苔黄腻,脉弦。继予清热利湿通络治疗。

处方:土贝母15g,山慈菇10g,姜半夏10g,炙鳖甲15g,黄柏15g,土茯苓30g,杜仲20g,车前子10g,蜈蚣3g,葛根30g,鸡血藤30g,半枝连10g,细辛3g,乌药10g。14剂,水煎服,日1剂。配合复方倍他米松1ml,肌内注射;湿热痹颗粒,每次5g,每日3次,口服;益肾蠲痹丸,每次8g,每日3次,口服。

三诊(2013年5月9日):患者下腰部疼痛僵硬较前略减轻。舌红,苔白腻,脉滑细。

处方:檀香10g,乌药10g,延胡索10g,蒲公英15g,威灵仙30g,鸡血藤30g,乌蛇10g,白芍30g,杜仲20g,续断15g,半枝莲15g,细辛3g,连翘10g。14剂,水煎服,日1剂。配合风湿祛痛胶囊,每次0.9g,每日3次,口服。

四诊(2013年6月19日):患者下腰部疼痛僵硬变化不明显,仍有夜间翻身困难,余无不适。舌红,苔黄腻,脉滑。查血常规:未见异常。

处方:夏枯草10g,玄参30g,漏芦10g,炒栀子10g,檀香10g,乌药10g,延胡索10g,蒲公英30g,威灵仙30g,鸡血藤30g,乌蛇10g,白芍30g,杜仲20g,续断15g,半枝莲15g,细辛3g,连翘10g。14剂,水煎服,日1剂。配合风湿祛痛胶囊,每次0.9g,每日3次,口服。

五诊(2013年7月10日):下腰部疼痛僵硬略减轻,纳可,眠欠安,二便调。舌红,苔微黄腻,脉弦细。

处方:上方加拳参15g,酸枣仁30g,加强养阴安神之力。配合风湿祛痛胶囊,每次0.9g,每日3次,口服;新癀片,每次1.28g,每日3次,口服。

六诊(2013年8月28日):患者下腰部疼痛僵硬变化不明显,仍有夜间翻身困难,纳少,眠欠安,二便调。舌红,苔白,脉弦。

处方:上方减乌蛇、细辛,加蜈蚣2g、砂仁10g,加强通络和胃之力。14剂,水煎服,日1剂。配合风湿祛痛胶囊,每次0.9g,每日3次,口服。

3个月后经向患者本人电话随访,患者目前坚持服药治疗,下腰部疼痛及夜间翻身困难较前好转。

按:患者年轻男性,以下腰部疼痛为主,当属中医学"大偻"范畴。患者先天禀赋不足,正气亏虚,湿邪乘虚而入,阻于经脉,影响气血运行,经脉闭阻不通,不通则痛,故出现下腰部疼痛,气滞不通故脉弦,血流不畅则脉细。经脉痹阻日久,郁而化热,湿与热相互夹杂,留恋不去,故病情反复,缠绵不愈。湿邪内侵,卫外不固,故恶风。患者舌红,舌苔白腻,脉滑,正是湿热内蕴的表现。中医辨证属"湿热痹阻",病位在肝肾,虚实夹杂,以虚为主。故方以清热利湿,补益肝肾,活血通络为法。药用土茯苓、土贝母、山慈菇清热利湿,通络消肿;蒲公英、连翘、夏枯草、半枝莲清热利湿,清下焦湿热;威灵仙、天麻、蜈蚣通络止痛;檀香、乌药、延胡索行气止痛;川牛膝、炙鳖甲、桑寄生、杜仲、续断补益肝肾,健筋骨;葛根舒筋活络,白芍、炙鳖甲、鸡血藤滋养阴血,以防温燥太过;细辛、制南星、姜半夏温经化痰通络;瘀血内阻,鸡血藤又兼活血化瘀之力。

(整理者:李光宇)

第三节 银屑病关节炎

案一

个人信息：蒋某，女，42岁。

初诊日期：2012年8月21日。

主诉：四肢多关节疼痛反复发作2年余，加重6天。

现病史：2年前患者无明显诱因出现双膝、双踝关节肿胀、疼痛，局部发热，同时伴双肘关节伸侧皮肤及头皮散在皮疹。患者在某西医院就诊，诊断为银屑病关节炎，予西药治疗（具体用药不详），病情好转后自行停药，后渐出现双手多个近端指间关节肿胀、疼痛，疼痛时轻时重。就诊时见双手多个近端指间关节肿胀疼痛，双膝、双踝肿痛，晨僵，持续约4小时，周身关节酸痛，颈部僵硬感，双肘关节伸侧皮肤、头皮散在皮疹，瘙痒明显，胸闷气短，体倦乏力，易汗出，眠可。舌质黯红，苔黄腻，脉弦滑。

检查：双手多个近端指间关节肿胀、压痛(+)，双膝肿胀、局部发热，双踝肿胀、压痛(+)。双肘关节伸侧皮肤、头皮散在皮疹，上覆鳞屑。化验：CRP 60mg/L，ESR 85mm/h。

中医诊断：痹证，属湿热毒内盛、瘀血阻络证。

西医诊断：银屑病关节炎。

治法：清热除湿，化瘀解毒。

方药：土茯苓30g，土贝母15g，苦参15g，龙胆草10g，夏枯草10g，黄柏15g，连翘10g，炒栀子10g，生黄芪15g，穿山龙15g，生地榆30g，生侧柏叶15g，羚羊角粉0.6g，天麻15g，赤芍15g，延胡索15g，檀香10g。水煎服，日1剂，14剂。

二诊：服药2周后，患者双手小关节及双膝、双踝肿胀疼痛较前减轻，晨僵，持续约3小时，周身关节酸痛及颈部僵硬感较前好转，双上肢、头皮仍有散在皮疹，瘙痒减轻，腰背沉重感，胸闷气短减轻，头晕，体倦乏力，易汗出，纳差，眠可，大便不成形，日1~2次。舌质黯红，苔黄腻，脉弦滑。

处方：前方减苦参、赤芍，加钩藤15g、菊花10g、乌药10g、木香10g、五味子10g。14剂。

三诊：药后患者右手无名指近端指关节肿痛，屈伸受限，右足趾肿痛，余关节痛较前减轻，头晕，脱发，夜眠差，大便调。舌边红，舌苔少，脉弦滑。调整方药：

土茯苓30g，土贝母15g，白花蛇舌草10g，忍冬藤45g，麦冬10g，北沙参15g，当归10g，紫草6g，夏枯草10g，10g，伸筋草10g，穿山龙30g，生地黄30g，连翘10g，炒蒺藜10g,炒枣仁15g,木香10g,醋鳖甲15g,羚羊角粉0.6g。30剂。

四诊: 药后患者右手无名指近端指关节肿痛及右足趾肿痛明显减轻,上肢及头皮皮损部位缩小,瘙痒明显改善,偶有头晕,脱发,大便溏,每日2次,舌边略红,舌苔少,脉弦滑。CRP 10mg/L, ESR 25mm/h。

处方: 上方加山药15g。30剂。

按: 银屑病关节炎在临床上是一种难治之疾。本病中医辨证一般可分为风寒阻络证、血热风燥证、湿热蕴结证、热毒炽盛证、肝肾亏虚证等。本案初期表现为湿热毒内盛、瘀血阻络。故治疗以清热除湿、化瘀解毒为大法。药用土茯苓、土贝母清热解毒、利湿消肿、通利关节; 苦参、龙胆草、黄柏、夏枯草、连翘、炒栀子、生地榆、生侧柏叶清热凉血除湿; 以生黄芪、赤芍、延胡索、檀香补气行气,活血化瘀; 并加穿山龙、天麻祛风除湿,通络止痛; 并以羚羊角粉清热息风。随后诸诊随症加减,丝丝入扣,效如桴鼓。

(整理者: 王义军)

案二

个人信息: 宋某,女,35岁。

初诊日期: 2005年1月12日。

主诉: 头皮、四肢起银屑疹3个月,双踝及双腕关节红肿热痛1个半月。

现病史: 患者于3个月前头皮及四肢出现散在丘疹和斑块,形状不规则,表面覆以银白色鳞屑,鳞屑去除后显露发亮的薄膜,去除薄膜可见点状出血。1个半月前患者出现双踝及双腕关节红肿热痛,患者曾服用中成药及止痛药(药名不详),病情未见好转。来诊时见: 头皮及四肢伸侧散在丘疹和斑块,形状不规则,表面覆以银白色鳞屑,双踝及双腕关节红肿热痛,伴有右膝关节疼痛,下蹲困难,晨僵约40分钟,低热,双侧远端指间关节时痛,指甲凹陷、松离,下肢酸胀。

查体: 舌质红,苔黄厚腻、有剥脱,脉滑细。实验室检查: RF 12IU/ml, ESR 26mm/h, CRP 6.1mg/L,肝肾功能正常。

中医诊断: 痹证,属湿热蕴结、瘀血阻络证。

西医诊断: 银屑病关节炎。

治法: 清热解毒,利湿通络。

方药: 伸筋草15g,黄柏15g,苦参10g,半枝莲10g,虎杖10g,穿山龙20g,青风藤15g,乌蛇10g,萆薢15g,漏芦15g,炒山栀10g,忍冬藤20g,莪术15g,赤芍20g。14剂,水煎服,日1剂,日服2次。嘱忌食辛辣刺激之品。

二诊(2005年1月26日): 药后诸症较前减轻,左腕关节肿痛如前,蹲起略困难,低热,晨僵30分钟,头皮上及四肢可见散在皮疹,色红,瘙痒多屑。舌质红,舌苔薄黄腻,脉象滑细。

处方:上方加桑枝30g。继服14剂。水煎服,日1剂,日服2次。

三诊(2005年2月12日):药后双踝及双腕关节红肿热痛、右膝关节疼痛,双侧远端指间关节疼痛均较前减轻,仍有低热,晨僵20分钟,头皮上及四肢皮疹较前略有减少,舌质红,舌苔薄黄腻,脉象滑细。

处方:上方加秦艽15g、青蒿15g。继服14剂。水煎服,日1剂,日服2次。

四诊(2005年2月26日):双腕、踝关节疼痛,右膝关节疼痛较前改善,头皮及四肢皮疹较前减少,时有低热,晨僵不明显,大便质稍稀,每日1~2次。舌质红,舌苔黄腻,脉滑细。

处方:上方加伸筋草15g、白花蛇舌草10g、猪苓20g,以加强利湿通络之功。继服14剂。水煎服,日1剂,日服2次。

五诊(2005年3月10日):药后关节疼痛基本消失,头皮及四肢仅见少许皮疹,体温正常,舌质略红,苔薄黄,脉滑细。实验室检查:ESR 11mm/h,CRP 3.4mg/L。效不更方,守方继服21剂,以巩固治疗效果。

按:银屑病关节炎属于血清阴性脊柱关节病,95%的本病患者有周围关节受累,从中医辨证论治,是本病早期及时治疗的有效途径。本病的中医辨证一般可分为风寒阻络证、风热血燥证、湿热蕴结证、热毒炽盛证、肝肾亏虚证等,各证型常伴有血瘀之象。本案为湿热内蕴而伴血瘀,故以清热解毒、利湿通络治之而收效。

(整理者:唐先平)

案三

个人信息:吕某,女,56岁。

初诊日期:2013年1月8日。

主诉:周身散发皮疹伴多关节疼痛近9年,加重2个月余。

现病史:患者9年前无明显诱因出现双上肢、头皮散在皮疹,至当地诊所治疗,予软膏治疗(具体不详),有所好转,未予重视。此后皮疹时有复发,并渐伴有左膝、双腕、腰背等多关节疼痛不适。患者7年前至承德医学院就诊,诊断为"银屑病关节炎",予西药治疗(具体用药不详),未规律服用,时有复发。刻下症见:左膝、双腕关节肿痛,腰背部酸痛不适,翻身稍感困难,头皮、双上肢、前胸及后背散发皮疹,体倦乏力,汗出较多,口苦心烦,纳食可,夜寐差,二便调。

查体:舌淡黯,舌体胖大边有齿痕,苔薄黄腻,脉滑。

中医诊断:痹病,属热毒壅盛、瘀血阻络证。

西医诊断:银屑病关节炎。

治法:清热凉血解毒,活血通络止痛。

方药：当归15g，忍冬藤30g，穿山龙30g，蛇舌草10g，土茯苓30g，青风藤15g，白蒺藜10g，乌梢蛇10g，连翘15g，炒栀子15g，徐长卿15g，土贝母15g，生侧柏叶30g，丹皮10g，丹参15g，荆芥10g。7剂，水煎服，日1剂。

二诊（2013年1月15日）：患者药后症减，关节疼痛较前减轻，左膝关节酸楚不适，双腕关节及腰背部疼痛缓解，散发皮疹，较前减少，乏力好转，汗出较多，偶有口干口苦，纳食可，夜寐改善，大便质干硬，日行2次，小便调。舌淡黯，边有齿痕，苔薄黄腻，脉沉。（2013年1月13日北京某三甲医院）血常规：WBC 8.7×10^9/L，N% 73.8%，RBC 3.96×10^{12}/L，HGB 112g/L，PLT 459×10^9/L。ESR 104mm/h。CRP 42mg/L。

处方：前方减青风藤，加漏芦10g，夏枯草10g，炙鳖甲30g，忍冬藤用量增至45g，生地45g，金银花15g。继服14剂，水煎服，日1剂。

三诊（2013年1月29日）：患者诉左膝关节酸楚不适，散发少量皮疹，无明显乏力，汗出较多，偶有口干口苦，纳寐可，二便调。舌淡黯，边有齿痕，苔白腻，脉弦。（2013年1月27日北京某三甲医院）血常规：PLT 483×10^9/L，余项正常。ESR 74mm/h。CRP 43mg/L。

处方：前方减土贝母，加蒲公英30、玄参15g。继服14剂，水煎服，日1剂。

四诊（2013年2月29日）：患者近日劳累后双膝关节及腰背部疼痛加重，肩关节疼痛，活动受限，散发皮疹，余同前。血常规：PLT 530×10^9/L，N% 74.11%，余项正常。肝肾功能：未见异常。AKA、APF、CCP均阴性。调整方药：

连翘15g，炒栀子15g，金银花30g，乌梢蛇10g，羚羊角粉0.6g，玳瑁15g，当归10g，荆芥10g，生地30g，丹皮15g，炙鳖甲30g，天花粉30g，穿山龙15g，土茯苓30g，苦参10g，蛇舌草10g，生甘草15g。5剂，水煎服，日1剂。配合四妙丸每次6g，每日3次，口服；新癀片每次0.96g，每日3次，口服。

五诊（2013年3月5日）：患者药后症状减轻，仍觉左侧膝关节及腰背部疼痛不适，夜间翻身困难，晨僵（+），持续约1小时，皮疹消退，时有心悸、胸闷、胸痛，倦怠乏力，潮热汗出，胃脘部不适，纳食减少，夜寐安，大便质硬，日行2次，小便调。舌黯红，舌体胖大，边有齿痕，苔薄黄腻，脉弦滑。

处方：前方加白蒺藜10g，生黄芪15g，伸筋草10g，穿山龙用量增至30g。14剂，水煎服，日1剂。四妙丸、新癀片继服。

六诊（2013年3月19日）：患者药后关节疼痛较前明显好转，夜间翻身困难好转，晨僵（+），持续约半小时，无皮疹，乏力好转，汗出较多，纳寐可，小便调，大便偏干，日行2次，舌淡胖紫黯，苔白腻，脉弦。

处方：前方加蜈蚣3条、延胡索15g、徐长卿15g，伸筋草用量增至15g。14剂，水煎服，日1剂。四妙丸、新癀片继服。

随访：3个月后随访，患者病情尚平稳。

按：患者平素情志不畅，肝郁气滞，气机运行不畅，郁久化热，复感湿热之邪，邪气搏结于关节、肌肉、筋脉，痹阻经络，发为本病。气血运行受阻，气滞血瘀，津液停滞而见膝、腕关节肿胀疼痛；湿热蕴蒸，则见腰背部酸痛不适，翻身稍感困难；热破血络则见散发皮疹；湿热困脾，脾失健运，肌肉四肢失养则见体倦乏力；湿热熏蒸而见汗出明显；舌淡黯，苔薄黄腻，脉滑为热毒壅盛、瘀血阻络之象。综观舌脉，四诊合参，辨证当属热毒壅盛，瘀血阻络之证。治当清热凉血解毒，活血通络止痛，辅以滋阴清热，活血化瘀。药用蛇舌草、连翘、栀子、丹皮、生侧柏叶清热凉血解毒，以忍冬藤、土贝母、土茯苓、穿山龙、青风藤、乌梢蛇、徐长卿解毒通络止痛，以当归、丹参养血活血，佐以白蒺藜、荆芥疏风止痒。据病情酌加夏枯草、金银花、蒲公英、羚羊角粉、玳瑁增强清热解毒之功，以炙鳖甲、生地、玄参、天花粉滋阴清热，以漏芦、伸筋草、蜈蚣通络止痛，以苦参燥湿止痒，以延胡索活血化瘀，以生黄芪补气，以甘草调和诸药。诸药合用，共奏清热解毒、通络止痛、滋阴清热、活血化瘀之功。

（整理者：唐先平）

案四

个人信息：关某，女，57岁，北京人。

初诊日期：2012年8月15日。

主诉：腰痛3年余，加重伴头皮散在皮疹1个月余。

现病史：3年余前患者受凉后出现腰背部酸痛，伴头皮及双下肢皮疹，表面可见银白色鳞屑及薄膜，去除后可见点状出血。2009年8月于当地医院就诊，诊断为"银屑病关节炎"收住入院治疗，好转后出院。出院后未规律服药，反复发作多次。刻下症见：腰骶部疼痛，无晨僵，头皮及双下肢散在皮疹，咽部不适，无咳嗽、咯痰，畏风怕冷，纳眠可，二便调。

查体：舌淡黯，苔黄，脉细弦。尿常规（8月15日）（-）。

中医诊断：痹病，属肝肾阴虚、热毒痹阻证。

西医诊断：银屑病关节炎。

治法：养阴清热解毒，通络止痛。

方药：炙鳖甲30g，太子参30g，麦冬10g，乌梢蛇10g，土茯苓30g，当归15g，夏枯草10g，连翘15g，炒栀子15g，紫草10g，地丁15g，生甘草10g，丹皮10g，桔梗15g，穿山龙30g，白蒺藜10g，白花蛇舌草10g，金银花15g，苦参10g。14剂，水煎服，日1剂。

二诊（2012年9月26日）：患者药后症减，时有腰骶部疼痛，头皮及双下肢皮疹明显减轻，畏风怕冷，纳可，大便质稀，日行2~3次，伴腹痛，无里急后重。舌淡红，苔白，脉细。

处方：上方减白花蛇舌草、金银花、苦参、制首乌；太子参用量减至15g，连翘用量减至10g，穿山龙用量减至15g；加羚羊角粉0.6g。继服14剂，水煎服，日1剂。

三诊（2012年10月17日）：患者药后腰痛缓解，皮疹好转，二便调，无其他特殊不适，舌质偏红，苔黄，脉弦细。

处方：上方加蒲公英15g、苦参10g、泽兰10g。14剂，水煎服，日1剂。

四诊（2012年10月31日）：患者药后皮疹好转，无明显关节症状，无其他特殊不适，舌淡黯，苔薄黄腻，脉弦细。调整方药：

白蒺藜10g，蒲公英30g，丹参15g，赤芍15g，土茯苓30g，乌梢蛇10g，青黛3g，生地30g，当归15g，麦冬10g，炙鳖甲30g，金银花15g，连翘10g，紫草6g，太子参15g。14剂，水煎服，日1剂。

五诊（2012年11月14日）：患者药后头皮、四肢散在少量皮疹，无关节症状，无其他特殊不适，舌淡黯，苔薄黄腻，脉弦。

处方：前方加青黛至6g，蛇舌草10g，生地用量增至45g。继服14剂，水煎服，日1剂。

随访：上方患者持续服用半个月后，皮疹消退，诸症缓解。

按：患者以腰背部疼痛为主，当属中医"痹证"。肝主筋，罢极之本，肾主骨生髓，患者年近六旬，正气不足，肝肾亏虚，阴虚内热，热毒痹阻而发为本病。肝肾亏虚，气机运行受阻，腰部失养而疼痛；热破血络而见皮疹；火毒上炎则见咽部不适；舌淡黯，苔黄，脉细弦为肝肾阴虚、热毒痹阻之象。辨证属肝肾阴虚、热毒痹阻。故治疗当养阴清热解毒、通络止痛为原则。药用太子参、炙鳖甲、麦冬、当归益气养阴，加白蒺藜增强养血祛风之效；栀子、地丁、银花、连翘、夏枯草、蛇舌草、丹皮、紫草、苦参、甘草清热解毒，加桔梗利咽解毒缓解咽部不适症状；以乌梢蛇、穿山龙、土茯苓通络止痛。诸药合用，则阴津可生、热毒能清。病至后期，津液耗伤，余热未清，故增强滋阴清热解毒之功，以滋阴津，清余毒。

（整理者：唐先平）

第四节　成人斯蒂尔病

案一

个人信息：霍某，女，30岁，公司职员。

初诊日期：2012年7月3日。

主诉：间断性发热6个月。

现病史：患者6个月前无明显诱因突然出现发热，体温最高39.5℃，伴有关节痛、咽痛、乏力。5个月前患者于北京某医院就诊，诊断为"成人斯蒂尔病"，给予激素、纷乐（硫酸羟氯喹片）等药治疗，效果不佳，并因出现西药导致的毒副作用而停药。患者近日症状加重，故来我院求治。刻下症见：发热，间断性发作，以下午出现较多，体温最高38.5℃，咽痛，周身关节疼痛，恶寒，夜间汗出较多，神疲乏力，时有心悸。纳差，胃脘胀闷不适，夜眠欠安，大便干，小便调。舌质淡黯，苔薄白腻，脉弦。

检查：颌下淋巴结略有肿大。

中医诊断：热痹，属气阴两虚、脉络瘀阻证。

西医诊断：成人斯蒂尔病（AOSD）。

治法：益气养阴，活血通络，清热祛风。

方药：炙鳖甲30g，太子参30g，地骨皮15g，苏梗10g，生黄芪15g，青蒿15g，白薇30g，忍冬藤30g，土茯苓15g，穿山龙30g，知母10g，寒水石30g，柏子仁10g，荆芥10g，防风10g，葛根30g，赤芍15g。水煎服，日1剂，14剂。

二诊（2012年7月18日）：药后夜间出汗减少，自觉午后低热，体温正常，仍有乏力感，周身关节时有疼痛，咽痛。自觉药后胃部不适，有呃逆感，眠可，二便调。舌脉同前。

方药：前方减白薇、寒水石、炙鳖甲、柏子仁、青蒿，加姜半夏10g、旋覆花10g、炮姜6g、银柴胡10g、桂枝10g、党参15g。14剂。

三诊（2012年8月1日）：患者近日间歇性发热伴有畏风，以早上7—10点为主，时有夜间8—9点发热，体温最高38.2℃，咽痛不适，双手近端指间关节、腕关节、肘关节疼痛，汗出，上午口干明显，纳眠可，大便质稀，日1~2次，小便可。舌脉同前。方药调整如下：

黄精30g，太子参30g，银柴胡10g，党参15g，白术15g，茯苓30g，柴胡10g，生黄芪15g，地骨皮15g，知母15g，葛根30g，穿山龙15g，白芍30g。14剂。

四诊（2012年8月15日）：午前发热，体温最高37.7℃，咽痛缓解，汗出，口干，周身关节疼痛，纳眠可，二便调。舌质淡嫩略黯，苔白滑，脉滑而小数。方药调整如下：

太子参30g，党参15g，葛根30g，升麻10g，杏仁10g，蔻仁10g，薏苡仁30g，金银花15g，柴胡10g，荆芥10g，徐长卿15g，丹参15g，防风10g，地骨皮15g，青蒿15g，白术15g。14剂。

五诊（2012年11月7日）：患者服药14剂后，诸症减轻，因到外地出差停药2个月余，近期时有低热，双手关节、膝关节疼痛，双手屈伸不利，膝关节下蹲困难，咽痛，咳嗽，无皮疹，偶有皮痒。纳眠可，二便调。舌质嫩红，苔白腻，脉细。方药调整如下：

地骨皮15g,秦艽10g,天麻15g,蝉蜕6g,菖蒲10g,青蒿15g,炙鳖甲30g,伸筋草15g,川牛膝15g,夏枯草10g,柴胡10g,当归15g,五味子10g,蔓荆子10g,黛蛤散10g(包煎),金银花15g,知母15g。14剂。

六诊(2012年11月21日):药后关节疼痛缓解,体温正常,未发热。耳鸣(低调音),汗出,无皮疹,皮痒消失。余无不适。纳眠可,二便调。舌质淡红,苔白,脉细。查体:颌下淋巴结无肿大。方药调整如下:

前方减黛蛤散、蝉蜕、夏枯草,加钩藤15g、麦冬10g、太子参15g。此方服用30剂,诸症缓解,病情平稳。

按:成人斯蒂尔病临床表现复杂多样,易反复发作,在临床上属难治之疾。本例患者发病初期表现为阳盛热毒内蕴之证。用西药后病情未得以控制并因毒副作用停药而使病情迁延。患者到胡荫奇诊室初诊时正气已伤,且邪留经络,表现为气阴两虚、脉络瘀阻之证。治疗上给予益气养阴、活血通络、清热祛风之剂。以炙鳖甲、太子参、生黄芪、地骨皮、青蒿、白薇益气养阴退热;知母、寒水石、荆芥、防风清热散风祛邪;忍冬藤、土茯苓、葛根、赤芍、穿山龙活血通络。以后诸诊根据病情变化,随证加减,终取佳效。

(整理者:王义军)

案二

个人信息:霍某,女,26岁。医案编号:1011Q0176。

初诊日期:2012年7月3日。

主诉:反复高热、咽痛伴关节痛2个月。

现病史:间断高热,以午前出现较多,近日体温最高39℃,发热时伴有咽痛,周身关节肌肉疼痛,恶寒,夜间汗出较多,神疲乏力,周身无皮疹,时有心悸。纳差,夜眠欠安,大便干,小便调。

检查:周身无皮疹,颌下可触及一肿大淋巴结,无压痛。舌黯红,苔白腻,脉弦。

中医诊断:热痹,属气阴两虚、湿热痹阻证。

西医诊断:成人斯蒂尔病。

治法:益气养阴,清热利湿。

方药:自拟方,取青蒿鳖甲汤加减之意。炙鳖甲30g,柴胡10g,太子参30g,地骨皮15g,苏梗10g,生黄芪15g,青蒿15g,白薇30g,穿山龙30g,生石膏30g,知母10g,寒水石30g,柏子仁10g,荆芥10g,防风10g。连服14剂,水煎服,日1剂。硫酸羟氯喹片,每次200mg,每日2次,口服;醋酸泼尼松龙片,每次10mg,每日1次,口服。

二诊(2012年7月17日):药后夜间出汗减少,自觉午后常有低热,测体温正常,仍有乏力感,周身关节时有游走性疼痛,咽痛,无皮疹。自觉药后胃部不适,时有呃逆。

处方:前方减白薇、寒水石、炙鳖甲、柏子仁、青蒿,加姜半夏10g、旋覆花10g、炮姜6g、银柴胡10g、桂枝10g、党参15g。继服14剂。硫酸羟氯喹片,每次200mg,每日2次,口服;醋酸泼尼松龙片,每次10mg,每日1次,口服。

三诊(2012年8月1日):近日患者早晨7—10点及晚间8—9点时有发热,体温最高38.2℃,自觉咽痛不适,双手近端指间关节、腕关节、肘关节游走性疼痛,无关节肿胀。周身无皮疹,时有汗出,口干,纳眠可,二便调。

处方:黄精30g,太子参30g,银柴胡10g,党参15g,白术15g,茯苓30g,柴胡10g,生黄芪15g,地骨皮15g,知母15g,葛根30g,穿山龙15g,白芍30g。继服14剂。硫酸羟氯喹片,每次200mg,每日2次,口服;醋酸泼尼松龙片,每次10mg,每日1次,口服。

四诊(2012年8月15日):患者自觉身热未减,多在中午出现,测体温较前已有好转,最高37.7℃,畏风恶寒,咽痛好转,易汗出,口干,周身关节疼痛减轻,纳眠可,二便调,夜寐安。

处方:自拟方,取三仁汤之意。太子参30g,党参15g,葛根30g,升麻10g,炒杏仁10g,蔻仁10g,薏苡仁15g,金银花15g,柴胡10g,荆芥10g,徐长卿15g,丹参15g,防风10g,地骨皮15g,青蒿15g,白术15g。继服14剂。西药继服。

五诊(2012年11月7日):患者近来未见发热,遂自行停药,自觉双手多个小关节、双膝关节时有游走性疼痛,自觉皮肤瘙痒,未见皮疹。纳眠可,二便调。

处方:地骨皮15g,秦艽10g,天麻15g,蝉蜕6g,石菖蒲10g,青蒿15g,炙鳖甲30g,川牛膝15g,夏枯草10g,柴胡10g,当归15g,五味子10g,蔓荆子10g,黛蛤散10g(包煎),金银花15g,知母15g。继服14剂,西药继服。

六诊(2012年11月21日):药后关节疼痛缓解,体温正常,未出现发热。自觉时有耳鸣,汗出,纳眠可,二便调。

处方:前方减黛蛤散、蝉蜕、夏枯草,加钩藤15g、麦冬10g、太子参15g。间断继服30剂。此后随访,体温及关节痛诸症尚平稳,无明显不适。

按:患者青年女性,素体正气不足,气阴亏虚,阴虚则生内热,故见发热,夜间出汗,眠差。加之起居饮食不慎,风湿热邪乘虚袭入,痹阻于经络、关节,故见周身关节肌肉疼痛。湿热痹阻于经络郁而发热,故可见时有高热。舌黯红苔白腻,脉弦。综合舌脉,四诊合参,辨证应属气阴两虚、湿热痹阻证。治宜益气养阴,清热利湿通络。予青蒿鳖甲汤加减。药用太子参、黄芪、炙鳖甲益气养阴;柴胡、地骨皮、青蒿、白薇清透虚热;知母、石膏、寒水石为甘、辛、咸寒之品,可清泻实火;胡荫奇喜用穿山龙、知母作为常用药对治疗成人斯蒂尔病,其两者配伍可共同起到祛风除湿、清热泻火、凉血活血通络作用。穿山龙主要成分为薯蓣皂苷等多种甾体皂苷,在体内有类似甾体激素样作用,水煎剂对细胞免疫及体液免疫均有免疫调节作用。知母含有知母皂苷、知母多糖等,动物实验认为其有防治大肠杆菌所致高热的作用,还可明显减轻糖皮质激素所产生的副作用。又予荆芥、防风祛风解表。眠差,便干予柏子仁,既可养心安神,又可润肠通便。四诊患者出现畏风寒,头身痛,身热不扬,午时发热,考虑为湿温初期,予加用三仁汤,效甚佳,故治疗成人斯蒂尔病不可拘泥青蒿鳖甲汤一证。

(整理者:王宏莉)

案三

个人信息: 曹某,女,42岁。

初诊日期: 2014年7月27日。

主诉: 间断发热伴皮疹、咽痛、关节疼痛2年余。

现病史: 患者于2年前出现发热伴有皮疹、咽痛、关节疼痛。在某三甲医院诊断为成人斯蒂尔病。间断服用激素及免疫抑制剂治疗,症状反复。20天前外感风寒后诸证加重,自行将甲泼尼龙加量至每次20mg,每日2次,症状控制欠佳。刻下症: 反复低热,乏力,左踝关节轻度肿胀,双下肢关节肌肉酸痛,双上臂少量皮疹,心烦,纳寐可,二便调。舌黯红,苔白腻花剥,脉细弱。

中医诊断: 热痹,属阴虚内热、余热未尽证。

西医诊断: 成人斯蒂尔病。

治法: 益气养阴,清热利湿。

方药: 青蒿鳖甲汤加减。青蒿20g,生地20g,地骨皮20g,白薇20g,知母10g,生甘草6g,半枝莲15g,丹皮12g,生黄芪20g,积雪草30g,肿节风15g,当归10g,葛根30g,佛手12g,百合20g,淡竹叶10g,栀子10g,淡豆豉10g。7剂,水煎服,日1剂。

二诊(2014年8月3日): 左踝关节肿胀消失,无发热。乏力,舌黯红,苔白腻花剥,脉细弱。守一诊方,减肿节风、淡豆豉,加党参15g。7剂。

三诊(2014年8月10日): 疼痛缓解,皮疹渐消,轻度乏力,心烦,糖皮质激素量未减,故继续来诊。舌黯红,苔白腻花剥,脉细弱。上方加白豆蔻10g、佩兰10g、淡豆豉10g。14剂。

四诊(2014年8月24日): 乏力减轻,皮疹已消。口微渴。甲泼尼龙片减至每次12mg,每日1次。舌黯红,苔薄白微腻,脉细弱。上方去知母、生甘草、半枝莲、丹皮,加玉竹10g、麦冬10g。14剂。

五诊(2014年9月9日): 诸症缓解。现服用甲泼尼龙片每次6mg,每日1次。舌淡红,苔薄白腻,脉细弱。上方加太子参10g。14剂。守方加减变化28剂,停服甲泼尼龙,随访半年,未复发。

按: 本案例以青蒿鳖甲汤为基础治方,治以养阴透热,凉血解毒。加用半枝莲、肿节风、积雪草、白薇配伍使用,共奏清热解毒、活血散瘀、消肿止痛之功。又以黄芪益气扶正,当归补血活血,两药合用使正气复而祛邪外出;淡豆豉、栀子、百合三药配伍,共奏除烦安神兼养阴清热之功。后患者来诊,关节肿胀消失,则减肿节风;发热及关节肿痛缓解,则去知母、生甘草、半枝莲、丹皮;舌苔腻,则加白豆蔻、佩兰以化湿;乏力,则加党参、太子参补气生津;口渴,则加玉竹、麦冬养阴生津。

(整理者:曾真)

第五节 系统性红斑狼疮

案一

个人信息: 董某,女,22岁。医案编号: 1011Q0093。

初诊日期: 2012年7月24日。

主诉: 颊部红斑伴乏力、反复口腔溃疡5个月。

现病史: 患者乏力明显,无发热,自觉时有潮热,盗汗,口干。口腔反复出现溃疡,溃疡不痛。畏光,受阳光直照则出现皮肤红斑,伴瘙痒。无明显眼干,无关节肿痛。纳可,寐差,二便调。

检查: 舌淡红,舌苔薄黄腻,脉滑细。面颊部红斑,高出皮面,不痒,无渗出。近期查ds-DNA 1:120(+),ANA 1:1280,余阴性;血常规: WBC 3.05×10^9/L。

中医诊断: 痹病,属肝肾阴虚、湿热痹阻证。

西医诊断: 系统性红斑狼疮。

治法: 清热养阴,利湿通络。

方药: 山萸肉20g,土茯苓30g,穿山龙15g,生地30g,熟地30g,漏芦10g,侧柏叶15g,天花粉15g,玄参30g,鸡血藤30g,白芍30g,葛根30g,白薇15g,补骨脂10g,当归15g。水煎煮,日1剂,连服14天。醋酸泼尼松片,口服,每次40mg,每日1次;甲氨蝶呤片10mg,口服,每周1次。

二诊(2012年8月7日): 药后仍有潮热,盗汗。乏力、口干较前明显减轻。反复口腔溃疡,畏光,光照后皮肤红斑加重,睡眠欠安,时有多梦。无眼干,无关节症状。纳可,二便调。

处方: 山萸肉20g,土茯苓30g,穿山龙15g,生地30g,熟地30g,漏芦10g,侧柏叶15g,天花粉15g,玄参30g,鸡血藤30g,白芍30g,葛根30g,白薇15g,补骨脂10g,当归15g。继服14剂。醋酸泼尼松片,口服,每次40mg,每日1次;甲氨蝶呤片10mg,口服,每周1次。

三诊(2012年8月21日):药后自觉诸症好转,但仍周身乏力,畏光。时有潮热盗汗,手足心热,现无口腔溃疡,无眼干、口干,无关节肿痛。纳可,二便调,夜眠时有多梦易醒。

检查:抗核抗体谱: ds-DNA 1:120, SSA 1:4,余阴性;血常规: WBC 3.52×10^9。

处方:山萸肉20g,土茯苓30g,穿山龙30g,生地30g,熟地30g,漏芦10g,侧柏叶15g,天花粉15g,玄参30g,鸡血藤30g,白芍30g,葛根30g,白薇15g,补骨脂10g,当归15g,生黄芪15g,炙鳖甲15g,黄精30g,白花蛇舌草10g。继服30剂。醋酸泼尼松片,口服,每次40mg,每日1次;甲氨蝶呤片10mg,口服,每周1次。

四诊(2012年9月25日):患者现偶感乏力,自觉潮热,体温正常。脱发较多,无口腔溃疡,畏光减轻,胃纳可,食后脘胀,眠可,二便调。

处方:山萸肉20g,土茯苓30g,穿山龙30g,生地30g,熟地30g,苏梗10g,侧柏叶15g,天花粉15g,玄参30g,鸡血藤30g,白芍30g,葛根30g,白薇30g,补骨脂10g,当归15g,生黄芪15g,炙鳖甲15g,首乌30g,白花蛇舌草10g。继服30剂。醋酸泼尼松片,口服,每次40mg,每日1次;甲氨蝶呤片10mg,口服,每周1次。

五诊(2012年10月23日):患者现无明显乏力,胃纳可,自觉潮热,体温正常,夜眠时有汗出。脱发较多,无口腔溃疡,无明显畏光,二便调。

处方:山萸肉20g,土茯苓30g,穿山龙30g,生地30g,熟地30g,侧柏叶15g,天花粉15g,玄参30g,鸡血藤30g,白芍30g,葛根30g,白薇30g,补骨脂10g,当归15g,生黄芪15g,炙鳖甲15g,首乌30g,白花蛇舌草10g。连续再服30剂。醋酸泼尼松片,口服,每次40mg,每日1次;甲氨蝶呤片10mg,口服,每周1次。

此后随访,患者无口腔溃疡,皮肤红斑明显消退,血白细胞基本恢复正常。

按:患者青年女性,素体肝肾阴虚,阴虚生内热,则见潮热、盗汗、口干。加之不慎外感风湿热邪,痹阻于皮肤肌表,客于皮肤则见面部红斑、瘙痒。湿热蕴结于肌表,热盛肉腐,故见口腔溃疡反复发作。患者舌淡红,舌苔薄黄腻,脉滑细。综合舌脉,四诊合参,辨证当属肝肾阴虚,湿热痹阻证。治疗宜清热养阴,利湿通络。药用山萸肉、熟地、生地、白芍、鸡血藤、当归补肾滋阴养血,天花粉、玄参清热养阴生津。生侧柏叶凉血止血。土茯苓、穿山龙清热利湿通络。在激素减量过程中,往往容易导致疾病的反跳,现代药理研究认为穿山龙主要成分为薯蓣皂苷等多种甾体皂苷,具有类糖皮质激素作用及免疫抑制作用,使用穿山龙能够减少患者对激素的依赖。治疗过程中患者病情略有减轻,治则不变,缓则治其本,予加强补肝肾作用,予加黄芪益气,炙鳖甲、何首乌、黄精均有滋补肾阴的作用,患者白细胞减少,现代药理研究认为黄精具有抗氧化及升高白细胞作用,联合鸡血藤可治疗白细胞减少症。

(整理者:王宏莉)

案二

个人信息: 崔某,女,56岁。医案编号: 1011Q0216。

初诊日期: 2014年1月15日。

主诉: 发现面部红斑,伴瘙痒5年。

现病史: 患者5年前无明显诱因出现面部红斑,伴瘙痒感,时有乏力倦怠,无发热。于北京某三甲医院就诊,经检查诊断为"系统性红斑狼疮、肺间质纤维化",给予口服泼尼松、羟氯喹治疗(具体剂量不详),症状无改善,面部红斑反复发作。现患者面部红斑,时有瘙痒,咳嗽,痰白黏稠,乏力明显,无发热,无关节疼痛,无雷诺现象,饮食睡眠可,二便调。

检查: 面部前额、两颊黯红色斑,不高出皮面,未见明显鳞屑,可见毛囊角栓,局部皮肤萎缩。舌红,苔黄腻,脉滑。

中医诊断: 痹病,属肺脾两虚、痰热蕴结证。

西医诊断: 系统性红斑狼疮,间质性肺炎。

治法: 补肺健脾,清热化痰。

方药: 取胡荫奇自拟方。地龙10g、僵蚕10g、莪术10g、生黄芪15g、黄精15g、沙参10g、地骨皮15g、桑白皮15g、全瓜蒌30g、姜半夏10g、陈皮10g、百部10g、前胡10g、五味子10g、炙麻黄10g、细辛3g、黄芩15g、天花粉15g。14剂,水煎服,日1剂。

二诊(2014年2月12日): 患者面部红斑较前略消退,无新发皮疹,咳嗽咳痰较前减轻,饮食睡眠可,二便调。舌黯红,苔黄腻,苔中剥苔,脉细。继予补肺健脾,清热化痰治疗。

处方: 上方减黄精、桑白皮、全瓜蒌、百部、前胡,生黄芪加量至30g,加生侧柏15g、赤芍10g、白蒺藜10g、荆芥10g、豨莶草20g、檀香10g,加强理气通络之功。14剂,水煎服,日1剂。

三诊(2014年2月26日): 患者无新发皮疹,原皮疹瘙痒减轻,偶有咳嗽,痰白。舌红,苔黄微腻,有剥苔,脉弦细数。

处方: 天花粉20g、莪术10g、生黄芪15g、地龙10g、生侧柏15g、生地30g、沙参15g、炙麻黄10g、五味子10g、黄芩15g、地骨皮15g、桑白皮15g、豨莶草15g、细辛3g、穿山龙30g。14剂,水煎服,日1剂。

四诊(2014年3月26日): 患者面部皮疹略消退,偶感瘙痒,余无不适。舌红,苔剥色黄,脉细。

处方: 上方加山药30g、僵蚕10g,加强健脾理气之力,14剂,水煎服,日1剂。

2个月后经向患者本人电话随访,患者病情好转,继续服药巩固治疗。

按: 患者行将步入老年,肺脾亏虚,肺主气司呼吸,外合皮肤腠理,又能通调水道,脾主运化,肺脾亏虚,子母同病,则水液代谢失常,生痰生湿,久而化热,湿热裹结,停于贮痰之器,故见咳嗽、咳喘、咯白痰,活动后加重,乃气虚之象,痰黏乃阴伤之弊。气虚故见倦怠乏力。湿热裹结,久治无效,湿从热化,窜入营血,故见面部红斑、瘙痒。患者舌红苔黄腻,脉滑,乃痰热蕴结之兆。四诊合参当属于肺脾两虚,痰热蕴结之证。治疗当以补肺健脾,清热化痰为法。以沙参、黄芪、桑白皮、五味子、百部、黄精而成补肺汤之意,补肺而又兼化痰祛邪之功。以姜半夏、陈皮健脾燥湿,而绝生痰之源。肺脾得运,痰湿自除。又以麻黄、前胡宣肺平喘;以黄芩、瓜蒌、天花粉清热宽胸;以地龙、僵蚕入络化痰,配莪术而活血通络。二诊时,胡荫奇加生侧柏、赤芍入营而凉血化斑,加白蒺藜、荆芥而祛风止痒,咳嗽咳痰等好转,故撤去黄精、前胡、百部、桑白皮、全瓜蒌等治肺之品。

（整理者：李光宇）

案三

个人信息:兰某,女,41岁,职员。

初诊日期:2009年4月14日。

主诉:面部蝶形红斑8年。

现病史:系统性红斑狼疮确诊8年,2001年因发热、面部出现蝶形红斑,伴有脱发、四肢多关节时有疼痛,而到北京某三甲医院就诊,经检查诊断为SLE。3个月前因病情加重,时有发热,于2009年1月23至2009年2月26日在北京某三甲住院治疗1个月余,患者现服泼尼松每次20mg、每日2次,环孢素每次100mg、每日2次。刻下症见:面部出现蝶形红斑,咽痛,两上肢伸侧红斑隐隐,时有胸闷不适,双下肢稍有浮肿。

检查:面部可见蝶形红斑。舌质黯红,苔薄黄腻,脉滑细数。

中医诊断:痹病,属湿热蕴毒证。

西医诊断:系统性红斑狼疮。

治法:清热凉血,解毒消斑。

方药:土贝母15g,莪术9g,土茯苓30g,紫草10g,金银花30g,败酱草15g,白花蛇舌草15g,蒲公英15g,穿山龙15g,益母草15g,萆薢20g,黄芩15g,生甘草5g,沉香粉2g(冲服)。14剂,水煎服,日1剂。

二诊(2009年4月28日):患者服药后,面颊部红斑色转为淡红色,两上肢伸侧红斑消退,但仍时有发热,体温最高38.5℃,伴有咳嗽,吐少量黄痰,难以咯出,口干、口渴,体倦乏力,纳食尚可,药后大便偏稀,小便正常,舌质黯红,苔薄黄,脉滑细数。

处方:前方金银花减至15g,加羚羊角粉0.6g、天花粉30g、太子参30g、黛蛤散10g(包)。14剂,水煎服,日1剂。

三诊(2009年5月24日):患者面部及双上肢红斑及咳嗽消失,体温恢复正常已3周,口干口渴及双下肢肿胀不明显,已停服环孢素,改予环磷酰胺片每次100mg、每日1次,泼尼松每次15mg、每日2次,饮食睡眠及大小便基本正常,舌质淡红,苔薄白,脉滑细,复查尿常规及血常规均正常,患者病情趋于稳定。上方加减继服3个月余,病情平稳。

按:中医认为,系统性红斑狼疮患者的发病多由于素体虚弱,真阴不足,六淫侵袭,日久不愈,郁而化热酿成热毒,本病急性期多表现为气营两燔之象,治疗常以清热解毒,凉血消斑为大法。本病例治疗过程中,即选用大队清热解毒,凉血消斑的药物。现代研究发现,许多清热解毒药具有抑制机体异常免疫的作用,这或许是清热凉血解毒能治疗急性期"SLE"的原因之一。

(整理者:唐先平)

案四

个人信息:傅某,女,26岁,职员。

初诊日期:2009年6月24日。

主诉:发热、面部皮疹1个月余。

现病史:系统性红斑狼疮确诊1个月余,1个月前因发热、面部出现皮疹,伴有脱发、右颈部淋巴结肿大,两膝关节时有疼痛,而到北医三院就诊,经检查:ANA 1∶640均质斑点型,ds-DNA(+),SSA(+),CMV-IgM(+),WBC 2.98×10^9/L,PLT 124×10^9/L,HBG 123g/L,NEUT 1.15×10^9/L,IgG 19.4g/L,C_3 0.28g/L,C_4 0.05g/L,尿常规无异常,颈部B超示右颈项部肿大淋巴结可能(反应性增生可能性大)。诊断为SLE。并于2009年5月2日收入北医三院住院治疗半个月余,给予泼尼松每次40mg、每日1次,羟氯喹每次2片、每日2次等药治疗,病情稍有好转出院。刻下症见:患者面部出现痤疮样皮疹,发热伴有双膝关节疼痛,咽痛,腰酸乏力,纳眠可,二便调。

检查:面部可见痤疮样皮疹。舌质淡红,苔薄黄,脉细。

中医诊断:痹病,属气阴两虚、湿热蕴毒证。

西医诊断:系统性红斑狼疮。

治法:益气滋阴,清热解毒。

方药:白花蛇舌草10g,半枝莲15g,金银花15g,紫草10g,虎杖15g,生甘草10g,土贝母15g,萆薢15g,莪术9g,穿山龙15g,生熟地各30g,制黄精15g,山萸肉30g,生黄芪15g。14剂,水煎服,日1剂。

二诊(2009年7月8日):患者服药后,面部痤疮样皮疹稍有减少,双膝关节疼痛,咽痛,腰酸乏力症状较前减轻,纳眠可,二便调,舌质淡红,苔薄黄,脉细。

上方加减继服。

三诊(2009年10月14日):患者上方加减服用3个月余,双膝关节疼痛,咽痛症状消失,但面部仍有痤疮样皮疹,两膝关节发胀发凉,偶有胸闷、咳嗽,纳眠可,小便调,大便质稀,每日1~2次。改服用甲波尼龙片每次11mg,每日1次。舌质淡红,苔薄白腻,脉弦细,复查尿常规、血常规及肝肾功能均正常,患者病情趋于平稳。上方加减继服。

处方:白花蛇舌草10g,半枝莲15g,蒲公英10g,丹皮15g,土贝母15g,莪术9g,漏芦10g,天花粉20g,生地30g,山萸肉20g,生黄芪15g,穿山龙30g,檀香10g。14剂,水煎服,日1剂。

1个月后随访,患者坚持服用中药汤剂及西药,病情尚平稳。

按:中医认为,系统性红斑狼疮患者的发病多由于素体虚弱,真阴不足,六淫侵袭,日久不愈,郁而化热酿成热毒。本病急性期多表现为气营两燔之象,治疗常以清热解毒、凉血消斑为大法;恢复期以气阴两虚、热毒内蕴为主,治宜益气滋阴、清热解毒。本案患者为SLE缓解期,临床表现以气阴两虚、热毒内蕴为主,故治疗从益气滋阴、清热解毒立法,药证相符,丝丝入扣,故收效显著。

(整理者:唐先平)

案五

个人信息:史某,女,19岁,学生。

初诊日期:2008年9月10日。

主诉:面部蝶形红斑,伴双下肢水肿3个月余。

现病史:2001年4月患者左颊出现水肿性红斑,数天后,自觉双下肢沉重、发胀,压之凹陷。自觉发热,测体温37.9℃。始到内蒙古某医院就诊查血常规示:RBC 3.5×10^{12}/L,WBC 3.6×10^{9}/L,PLT 200×10^{9}/L,尿常规示Pro(++),24小时蛋白定量为1.27g/L,拟诊为SLE。为求明确诊断,患者父母带领下来京到某医院就诊,查ANA(+)、dS-DNA(+),诊为SLE。患者不愿服用激素,故寻求中医治疗。

检查:患者精神欠佳,双下肢水肿,压之凹陷,双腰关节疼痛,压痛(+),左腕背侧红斑隐隐,舌质红绛,苔薄黄,脉弦数。

中医诊断:痹病,属热毒蕴结证。

西医诊断:系统性红斑狼疮。

治法:清热凉血,解毒消斑。

方药:生地20g,玄参20g,赤芍15g,丹皮15g,紫草10g,金银花15g,白茅根15g,泽泻10g,车前子10g,黄芩15g,栀子15g,穿山龙15g,生甘草15g,延胡索15g。14剂,水煎服,日1剂。

二诊(2008年9月25日)：患者服药后，颊部红斑色转为淡红色，乏力较前改善，双下肢水肿渐消，双腕疼痛不显，轻压痛，左腕背侧红斑已消失。纳食尚可。药后大便偏稀，小便正常，舌质红，苔薄白，脉细数。

处方：前方加当归15g、鸡血藤30g，方中玄参减为15g，生地减10g，继服。

三诊(2008年10月10日)：患者面部红斑消失，双下肢肿胀不显，近20余天，口腔溃疡未发，饮食、睡眠及大小便基本正常，舌质淡红，苔薄白，脉细弱。复查尿常规示Pro(+)，24小时蛋白定量0.5g/L；血常规示：RBC 4.0×10^{12}/L，WBC 5.3×10^9/L，PLT 150×10^9/L。患者病情趋于稳定，予补益脾肾方药善后。患者学业较紧，故带药回家治疗。

按：西医认为，SLE患者多有机体免疫功能紊乱，急性期SLE患者多表现为免疫功能亢进。中医认为红斑狼疮病起于素体虚弱，真阴不足，六淫侵袭，郁而化热酿成热毒，本病急性期多表现为气营两燔之象，治疗常以清热解毒、凉血消斑为大法。本病例治疗过程中，即选用大队清热解毒、凉血消斑的药物。现代研究发现，许多清热解毒药具有抑制机体异常免疫的作用，这或许是清热凉血解毒能治疗急性期"SLE"的原因之一。

（整理者：唐先平）

第六节 痛 风

案一

个人信息：杨某，男，34岁。医案编号：1011Q0203。

初诊日期：2013年10月8日。

主诉：双足跟肿痛15天。

现病史：患者15天前无明显诱因出现双足跟肿痛，于当地医院查尿酸(UA)534mol/L，腹部超声示右肾结石(0.9cm×0.29cm)，诊断为痛风。予别嘌醇治疗(剂量不详)，疼痛仍不缓解。患者发病以来无发热，饮食睡眠可，二便调。

检查：双足跟肿胀，压痛明显，局部皮温高；余关节无明显压痛。舌黯红，苔白腻，脉滑细。

中医诊断：痹病，属湿热下注、瘀血阻络证。

西医诊断：痛风。

治法：清热利湿，活血通络。

方药：取胡荫奇自拟清热通络方。土茯苓30g，虎杖15g，五味子10g，鸡内金10g，郁金10g，海金沙15g，金钱草15g，漏芦10g，徐长卿30g，百合15g，秦皮

15g,萆薢20g,威灵仙30g,蒲公英30g,车前子10g,猪苓15g。14剂,水煎服,日1剂。大量饮水,避免剧烈运动。完善相关检查,查肝肾功能、血尿常规。

二诊(2013年11月5日):患者药后双足跟疼痛明显减轻,大便偏干,2日一行。查UA 420mmol/L;ALT 86U/L,GGT 62U/L(正常值11~50U/L)。舌淡红,苔白腻,脉滑。继予通络止痛治疗。

处方:上方加茯苓15g、白术15g、柏子仁10g,加强健脾润肠通便之力。14剂,水煎服,日1剂。西药:肝泰乐(葡醛内酯片),每次150mg,每日3次,口服。

三诊(2014年2月11日):患者因春节期间食肥甘厚味食品后病情复发,双足跟疼痛加重。查UA 442mmol/L。舌嫩红,苔薄黄腻,脉滑细。

处方:首诊方减虎杖、漏芦、萆薢、车前子,加白芍30g、枸杞10g、生地15g、麦冬10g,加强滋阴补肾之力。14剂,水煎服,日1剂。

四诊(2014年2月25日):双足跟疼痛略减轻,纳眠可,大便偏干,2日一行,小便调。继服上方14剂。低嘌呤饮食,大量饮水。

1个月后经向患者本人电话随访,关节疼痛症状明显好转。

按:患者以双足跟痛为主,当属中医"痹证"。患者平素喜食肥甘厚腻,导致湿浊内生,久郁化热,流注下焦,痹阻经络,气血失畅,不通则痛,故双足跟疼痛,肿胀,且皮色发红;湿浊上扰,神明失清,故夜梦多;湿邪痹阻日久,气机不调,血脉运行不畅,瘀血内生,故见舌黯。脉滑乃湿邪内阻之征。四诊合参,辨为湿热下注、瘀血阻络之证。治疗上当以清热利湿、活血通络为主。药用车前子、虎杖、蒲公英、猪苓清热利湿消肿为主,辅以秦皮苦寒燥湿,又以土茯苓、萆薢、威灵仙除湿通络,漏芦、徐长卿活血通络。湿热裹结,日久而生结石,故以四金(郁金、鸡内金、金钱草、海金沙)排泄结石,更以五味子补肾,遇百合而安心神。全方以治湿为主,而施以淡渗利湿、苦寒燥湿、清热祛湿之法,佐以活血通络。

(整理者:李光宇)

案二

个人信息:朱某,男,30岁。病案编号:20060917。

初诊日期:2006年9月27日。

主诉:双足第1跖趾关节交替肿痛3年。

现病史:患者于3年前因饮酒出现左足第1跖趾关节肿痛,以后双足第1跖趾关节交替肿痛,2天前出现右足第1跖趾关节肿痛,发红发热。实验室检查血尿酸471mmol/L。

检查:舌红,苔黄腻,脉弦数。右足第1跖趾关节肿胀,局部皮温高,发红。

中医诊断:痛风病,属湿热痹阻证。

西医诊断:痛风。

治法:清热利湿,健脾益肾。

方药:土茯苓30g,土贝母10g,萆薢15g,车前子15g,金银藤15g,山慈菇10g,生薏苡仁30g,夏枯草15g,半枝莲15g,泽泻10g,猪苓15g,茯苓皮15g。14剂,水煎服,日1剂,分2次服。

二诊(2006年10月11日):患者病情好转。

检查:舌红,苔薄黄,脉弦。右足第1跖趾关节肿胀逐渐消退,局部皮温略高。

方药:土茯苓30g,土贝母10g,虎杖30g,萆薢15g,车前子15g,金银藤15g,山慈菇10g,生薏苡仁30g,夏枯草15g,防己10g,半枝莲15g,泽泻10g,猪苓15g,茯苓皮15g。14剂,水煎服,日1剂,分2次服。

三诊(2006年10月25日):患者病情明显好转。

检查:舌红,苔薄黄,脉略弦。右足第1跖趾关节肿胀明显消退,局部皮温正常。

方药:土茯苓15g,土贝母10g,萆薢15g,车前子15g,金银藤15g,生薏苡仁30g,夏枯草15g,半枝莲15g,泽泻10g,猪苓15g,茯苓皮15g,虎杖15g。7剂,水煎服,日1剂,分2次服。

四诊(2006年11月1日):患者病情明显好转。

检查:舌红,苔薄黄,脉略弦。右足第1跖趾关节肿胀已消退,局部皮温皮色正常。

方药:土茯苓15g,虎杖15g,土贝母10g,萆薢15g,车前子15g,金银藤15g,生薏苡仁30g,夏枯草15g,半枝莲15g,泽泻10g,猪苓15g,茯苓皮15g,炒白术15g,怀山药15g。14剂,水煎服,日1剂,分2次服。

五诊(2006年11月15日):患者病情明显好转。

检查:舌红,苔薄黄,脉略弦。右足第1跖趾关节无肿胀,局部皮温皮色正常。

方药:土茯苓15g,土贝母10g,萆薢15g,车前子15g,生薏苡仁30g,夏枯草15g,半枝莲15g,泽泻10g,猪苓15g,茯苓皮15g,炒白术15g,苍术10g,黄柏10g,怀山药15g。14剂,水煎服,日1剂,分2次服。

1个月后经向患者本人电话随访,病情稳定,患者饮食控制较好,未再发作。

按:患者为痛风性关节炎,反复发作,本次为急性发作期,故胡荫奇在治疗初期以清热利湿为主,重用清热解毒利湿之品,随着患者症状消失,转为缓解期后,逐渐加强健脾利湿,以促进尿酸排出,以利于血尿酸下降,从而使痛风保持稳定,配合患者控制饮食,患者可以减少发作儿率。

(整理者:李征)

案三

个人信息: 王某, 男, 43岁。医案编号: 06080302。

初诊日期: 2008年9月10日。

主诉: 右足第1跖趾关节肿痛2天。

现病史: 患者于2天前因饮酒出现右足第1跖趾关节肿痛。自服秋水仙碱后肿痛有所缓解, 但出现恶心呕吐腹泻, 遂停药。现症: 右足第1跖趾关节肿痛, 口苦口黏。纳寐可, 小便黄, 大便偏干, 日行1次。

检查: 右足第1跖趾关节肿胀, 轻度压痛, 皮色红, 局部皮温高。舌黯红, 苔黄微腻, 脉弦滑。

中医诊断: 痹病, 属湿热痹阻证。

西医诊断: 痛风。

治法: 清热除湿, 行气活血, 化痰散结。

方药: 四妙散加减。黄柏15g, 萆薢20g, 葛根30g, 威灵仙30g, 山慈菇10g, 穿山龙15g, 生薏苡仁15g, 丹皮10g, 半枝莲15g, 土鳖虫10g, 苍术9g。7剂, 水煎服, 每日1剂, 分2次服。

二诊(2008年9月17日): 跖趾关节肿痛减轻, 久行后疼痛加重, 可以忍受。口干口苦, 纳寐可, 小便黄, 大便尚调。查: 右足第1跖趾关节轻度肿胀, 压痛不甚。局部色黯, 皮温不高。舌黯红, 苔薄黄微腻, 脉弦滑。

方药: 黄柏15g, 萆薢20g, 葛根30g, 威灵仙30g, 山慈菇10g, 穿山龙15g, 生薏苡仁15g, 丹皮10g, 半枝莲15g, 苍术9g, 知母10g, 泽兰10g。7剂, 水煎服, 每日1剂, 分2次服。

三诊(2008年9月24日): 跖趾关节肿痛明显减轻。口干口苦。纳寐可, 二便调。查: 右足第1跖趾关节不肿, 压痛不显, 局部皮色黯。舌黯红, 苔薄黄, 脉弦滑。

方药: 黄柏15g, 萆薢20g, 葛根30g, 威灵仙30g, 山慈菇10g, 穿山龙15g, 生薏苡仁15g, 丹皮10g, 半枝莲15g, 知母10g, 泽兰10g, 百合10g, 泽泻10g。14剂, 水煎服, 每日1剂, 分2次服。

四诊(2008年10月8日): 关节肿痛消失。口苦口干明显好转。纳寐可, 二便调。各关节不肿, 无压痛。舌黯红, 苔薄黄, 脉弦。

方药: 黄柏15g, 萆薢20g, 葛根30g, 威灵仙30g, 山慈菇10g, 穿山龙15g, 丹皮10g, 百合10g, 泽泻10g, 炒山楂10g, 百合15g, 徐长卿10g。7剂, 水煎服, 每日1剂。

上方服用7剂后症状完全消失, 嘱患者调控饮食, 监测血尿酸变化。

按: 本案乃痛风性关节炎急性发作期。该患者平素喜食肥甘厚味, 易生痰浊,痰浊痹阻日久化生湿热。故急性期以四妙散为主方加减以清热利湿消肿。缓解期则据其辨证给予化痰祛浊活血治疗。治疗痛风,胡荫奇常用山慈菇、威灵仙、徐长卿、百合等降尿酸。同时配合健脾利湿化浊之剂以降低血尿酸水平,减少关节炎急性发作。

（整理者：刘燊仡）

第七节　干燥综合征

案一

个人信息:闫某,女,56岁。病案编号:200100898.

初诊日期:2001年11月28日。

主诉:双手指红肿热痛反复发作2年,口干眼干3个月。

现病史:2年前服用芬那露(氯美扎酮片)后出现过敏症状,双手指末节红肿,易生倒刺,反复发作,未予系统治疗,近3个月天凉后加重,发作频繁,平素无低热,易汗,乏力,时有口干、眼干,饮食、睡眠差,易腹泻,小便频。化验(北京某三甲医院):SSA抗体(+),ANA(+),A/G 0.8↓,WBC、RBC计数下降。

检查:舌质红,苔薄白,脉沉细滑。双手指远指间关节肿胀疼痛。

中医诊断:燥痹,属湿热痹阻、肝肾阴虚证。

西医诊断:干燥综合征。

治法:清热利湿,滋阴润燥。

方药:金银花15g,玄参15g,当归10g,甘草10g,丹参20g,白蒺藜10g,穿山龙15g,石斛15g,连翘15g,沙参15g,生黄芪15g。7剂,水煎服,日1剂,分2次服。

二诊(2001年12月5日):药后症状无明显改善,手足皲裂,自行使用皲裂康,效果不佳。

检查:舌质红,少苔,脉沉细。

方药:山萸肉15g,金银花15g,玄参15g,当归10g,甘草10g,丹参20g,白蒺藜10g,穿山龙15g,石斛15g,连翘15g,沙参15g,生黄芪15g。7剂,水煎服,日1剂,分2次服。

三诊(2001年12月12日):药后3周口干、眼干减轻,双手末节皮肤干裂减轻,甲襞处红,略肿,倒刺减轻,双手发凉,时有乏力、头晕,二便可。

检查:舌质红,少苔,脉沉细。双手指远指间关节肿胀疼痛减轻。

方药:前方加炒山栀15g。7剂,水煎服,日1剂,分2次服。

四诊(2001年12月19日):双手指末节甲根倒刺加重,一直咳嗽,有少许痰,难以咳出。

检查: 舌红,少苔,脉沉细。双手指远指间关节肿胀疼痛减轻。

方药: 黄精30g,山萸肉15g,苦参10g,葛根15g,猪苓30g,生黄芪15g,益母草10g,车前子(包)10g,穿山龙20g,玄参15g,泽泻10g。7剂,水煎服,日1剂,分2次服。

五诊(2002年1月9日): 双手指倒刺基本消失,皮肤干裂减轻,咳痰困难有所缓解。

检查: 舌质红,苔薄黄,少津,脉沉细。双手指远指间关节肿胀疼痛明显减轻。

方药: 青蒿15g,山萸肉20g,莪术10g,土贝母10g,辛夷10g,黄精30g,苦参10g,葛根15g,猪苓30g,生黄芪15g,益母草10g,车前子(包)10g,穿山龙20g,玄参15g,泽泻10g。7剂,水煎服,日1剂,分2次服。

6个月后经向患者本人电话随访,病情转化: 患者各关节肿痛明显减轻,口干、眼干基本消失,病情稳定,可基本正常工作生活。

按: 本证为外感燥邪或风热之邪犯肺,耗伤阴液以致肺燥,肺失宣发敷布,故见口咽干燥,痰黏难咯;肺主皮毛,筋失润泽,则皮毛燥裂,横生倒刺。本病属本虚标实,临床上胡荫奇常采用养阴生津、清肺润燥之法为主,辅以活血和血进行治疗。方中以石斛、沙参、黄精、山萸肉养阴生津,金银花、连翘清散肺热,丹参、莪术、白蒺藜、当归等活血和血;其中白蒺藜据现代研究表明,具有养颜护肤作用。

(整理者:李征)

案二

个人信息: 闫某,女,77岁。医案编号: 1011Q0249。

初诊日期: 2014年2月14日。

主诉: 口干、眼干2年。

现病史: 患者2年前无明显诱因出现口干、眼干,伴龋齿,无眼泪。于北京某三甲医院就诊,经检查诊断为干燥综合征,予口服来氟米特、帕夫林等药物治疗,症状无明显改善。现症见: 口眼干燥,无眼泪,进食干性食物需饮水,时有心慌,无胸闷憋气,纳可,眠欠安,二便调。

检查: 全身各关节、肌肉无明显疼痛,双下肢不肿。舌嫩红,苔薄,脉细。

中医诊断: 燥痹,属肝肾不足、气阴两虚证。

西医诊断: 干燥综合征。

治法: 补益肝肾,养阴生津。

方药: 取胡荫奇自拟方。柏子仁10g,石斛15g,枸杞子10g,麦冬10g,葛根30g,五味子10g,天花粉15g,红景天15g,穿山龙15g,杜仲15g,珍珠母30g,玄参

30g,酸枣仁15g,远志10g。14剂,水煎服,日1剂。查心电图。

二诊(2014年2月26日):患者口眼干燥略减轻,双腕、双膝关节时感疼痛,仍有心慌,饮食可,眠欠安,二便调。舌淡少苔,舌体有裂纹,脉沉细。2014年2月14日查心电图示心律不齐,室性期前收缩。继予补益肝肾、通络止痛治疗。

处方:上方减穿山龙、远志,加炙鳖甲15g、檀香10g、丹参15g、沙参15g。14剂,水煎服,日1剂。配合稳心颗粒,口服,每次9g,每日3次。

三诊(2014年3月12日):患者症状缓解不明显。舌淡,苔少,脉沉细。继服上方14剂,水煎服,日1剂。配合稳心颗粒,口服,每次9g,每日3次。

四诊(2014年3月26日):患者诉口眼干燥减轻明显,偶有双膝、双腕关节疼痛,心悸,时有咳嗽,痰少不易咳出。舌淡红,苔白腻,脉弦。

处方:麦冬10g,沙参15g,枇杷叶10g,黄芩15g,威灵仙15g,柏子仁10g,石斛15g,枸杞子10g,麦冬10g,葛根30g,五味子10g,天花粉15g,红景天15g,穿山龙15g,杜仲15g,珍珠母30g,玄参30g,酸枣仁15g,远志10g。14剂,水煎服,日1剂。配合稳心颗粒,口服,每次9g,每日3次;养阴清肺丸,口服,每次9g,每日3次。

3个月后经向患者本人电话随访,患者目前坚持服药治疗,病情较前好转。

按:患者以口干、眼干为主症,故可辨病为燥痹。患者古稀之年,肝肾渐亏,气阴不足,失于濡养,故见口干眼干;气阴不足,脏腑、形体失养,故乏力、心慌。舌嫩红、苔薄、脉细亦为肝肾不足、气阴两虚之征。纵观舌脉,四诊合参,本病可辨证为肝肾不足、气阴两虚证,治宜益气养阴清虚热。方中枸杞子、杜仲补益肝肾;石斛、麦冬、天花粉、五味子、玄参养阴生津;柏子仁、珍珠母、酸枣仁、远志养心安神;葛根、穿山龙通络止痛,现代药理研究认为穿山龙主要成分薯蓣皂苷是合成糖皮质激素的有效成分,故其具有植物类糖皮质激素作用,可提高肾上腺皮质功能,有效缓解炎症反应;红景天益气活血,通脉平喘,诸药合用,共奏补肾滋阴之力。复诊时加麦冬、沙参滋阴凉血,增强养阴生津之力以防阴虚而致血热妄行,炙鳖甲滋阴补肾,檀香益气通络,丹参活血通络,又因患者咳嗽、少痰,加枇杷叶、黄芩清热止咳。

(整理者:李光宇)

案三

个人信息:郭某,女,55岁。医案编号:060814。

初诊日期:2010年7月6日。

主诉:眼干5年,多关节疼痛7个月余。

现病史:患者于2005年出现眼干,分泌物增多,7个月前出现右手腕、左手第1掌指关节(MCP1)、右手第3掌指关节(MCP3)、右手第3近端指间关节

（PIP3）、右手第3远端指间关节（DIP3）肿痛，6个月前出现双膝关节肿胀疼痛，近10天症状加重。2010年6月22日北京某三甲医院门诊查：APF（+），AKA（+），CCP 1031U/ml，RF 635U/ml，ANA（+）（正常值为1∶80），免疫球蛋白、血常规、抗ds-DNA、ACA、ENA、血清蛋白电泳均正常；口腔科：唾液流率0.1ml/h，眼科检查符合SS改变。诊断为类风湿关节炎、干燥综合征。现症：多关节肿胀疼痛，以右手腕、左手MCP1、右手MCP3、右手PIP3、右侧踝关节及膝关节肿痛尤为明显，伴有晨僵，约持续大于1小时，腰痛，眼干，口干口渴，喜凉饮，无发热，夜寐欠佳，小便调，大便偏干，1~2日一行。

检查：右手腕、左手MCP1、右手MCP3、右手PIP3、右侧踝关节及膝关节肿胀、压痛（+），双侧浮髌征（－），双膝骨摩擦音（+）；双手握力（右利手）：左60mmHg，右80mmHg。舌黯红，苔薄黄乏津，脉弦细，尺脉弱。

中医诊断：痹病，属肝肾阴虚、湿热瘀阻证。

西医诊断：干燥综合征，类风湿关节炎。

治法：补益肝肾，清热利湿。

方药：山萸肉12g，白芍20g，穿山龙20g，甘草6g，黄柏6g，木瓜20g，何首乌20g，石斛20g，桑枝30g，伸筋草15g，蜈蚣2g，白茅根30g，金银花30g，乌蛇10g，玄参20g，延胡索20g。14剂，水煎服，日1剂。

二诊（2010年7月21日）：双手掌指关节、右腕关节肿痛较前稍有减轻，关节晨僵约持续1小时，口干、眼干稍有好转，口渴喜凉饮，小便调，大便干。检查：左手MCP1、右手MCP3、右手PIP3、右侧踝关节及膝关节肿胀、压痛（+），较前稍有减轻。舌黯红，苔薄黄少津，脉弦细，尺脉弱。

处方：山萸肉12g，赤芍10g，白芍10g，当归10g，甘草6g，黄柏12g，生地20g，知母10g，白术10g，泽泻10g，半枝莲15g，蜈蚣3g，猪苓30g，金银花30g，玄参30g，怀牛膝30g，延胡索20g。7剂，水煎服，日1剂。

三诊（2010年7月28日）：双手掌指关节、右腕关节肿痛较前减轻。关节晨僵，活动后缓解。口干、眼干稍有好转，口渴喜凉饮，小便调，大便干，日行1次。检查：左手MCP1、右手MCP3、右手PIP3、右侧踝关节及膝关节轻度肿胀、轻压痛。舌黯红，苔薄黄少津，脉弦细。

处方：山萸肉20g，赤芍10g，白芍15g，当归10g，甘草6g，黄柏12g，生地20g，知母15g，白术10g，泽泻10g，半枝莲15g，蜈蚣3g，玄参15g，石斛20g，土茯苓15g，鳖甲15g（先煎）。7剂，水煎服，日1剂。

四诊（2010年8月5日）：双手掌指关节、右腕关节肿痛较前减轻，关节晨僵，活动后缓解。口干、眼干较前好转，口渴喜凉饮，纳寐可，二便调。检查：左手MCP1、右手MCP3、右手PIP3、右侧踝关节及膝关节轻度肿胀、轻压痛。舌黯红，苔薄黄少津，脉弦细。

处方: 山萸肉20g,赤芍10g,白芍10g,半枝莲15g,土茯苓15g,甘草6g,当归10g,葛根30g,黄柏12g,生地20g,蜈蚣3g,猪苓10g,知母15g,石斛15g,玄参30g,鳖甲15g(先煎)。7剂,水煎服,日1剂。

五诊(2010年8月12日):关节肿胀疼痛明显减轻。晨僵,活动后缓解。口干眼干,喜凉饮。纳寐可,二便调。检查:各关节肿胀渐消,左手MCP1、右手MCP3、右手PIP3、右侧踝关节及膝关节轻压痛。舌黯红,苔薄黄,脉弦细。

处方: 山萸肉20g,鳖甲15g(先煎),当归15g,赤芍10g,白芍10g,甘草6g,黄柏10g,百合15g,半枝莲15g,土茯苓15g,知母15g,白术10g,玄参30g,延胡索10g,蜈蚣3g,生地20g,怀牛膝15g,金银花10g。此方断续服用近1个月,患者病情稳定。

按: 本案乃类风湿关节炎、干燥综合征重叠为病。患者以关节肿胀疼痛明显,湿盛则肿,遂考虑乃湿邪郁痹局部而致。湿邪偏盛,津液运行不利,遂有口眼干燥之症状。故治疗以清利湿热为主,兼以养阴生津润燥。因湿邪阻滞局部,必然影响气血之运行,易生痰成瘀,痰瘀互结留恋病所者,则需蜈蚣、乌蛇等配合以达破血散结之力。

(整理者:刘燊伭)

第八节 混合性结缔组织病

案一

个人信息: 李某,女,54岁。医案编号:1011Q0252。

初诊日期: 2014年4月2日。

主诉: 周身多关节疼痛10余年。

现病史: 双手多个远端指间关节疼痛,晨起明显,活动后疼痛稍减,无关节肿胀。时有双踝关节、双膝关节疼痛,无怕风怕冷,自觉时有潮热汗出,无明显眼干口干,进食不需饮水,纳眠可,大便偏干,日行1次,小便调。

既往史: 2年前患自身免疫性肝病,口服熊去氧胆酸治疗。

检查: 舌红苔黄腻,脉滑细。抗核抗体谱示:ANA 1:1280,SSA(+),余阴性。RF 60IU/L。

中医诊断: 痹病,属肝肾阴虚、湿热痹阻证。

西医诊断: 混合性结缔组织病。

治法: 清热养阴,利湿通络。

方药: 胡荫奇自拟方。穿山龙30g,土茯苓30g,莪术10g,土贝母15g,伸筋草15g,山萸肉20g,生地30g,丹皮10g,川牛膝10g,苦参10g,赤芍15g,炙鳖甲

15g,猪苓20g,五味子10g,天花粉15g。水煎服,日1剂,连服14天。

二诊(2014年4月16日):服药后症状减轻,现症见双手小关节活动时疼痛,自觉膝关节时有灼热感,无明显肿胀,无怕风怕冷,偶有潮热汗出,纳寐佳,偶有小便时烧灼感,小便颜色稍有发黄,大便黏腻。

处方:上方去苦参、赤芍,加知母15g、黄柏15g、车前子10g、白芍30g、秦艽10g。予再进14剂。

三诊(2014年4月30日):药后自觉症减,双手小关节活动时疼痛较前减轻,膝关节灼热感及小便颜色发黄均较前缓解,自觉稍有口干渴,纳寐佳,二便调。

处方:上方去伸筋草、丹皮、川牛膝、五味子、车前子、秦艽,山萸肉加量至30g,天花粉加量至20g,加石斛15g、升麻10g。嘱患者间断继服1个月余,此后随访,关节痛感减轻,口渴潮热均有缓解,无明显口干、眼干。

按:此患者已于多处求医疗效欠佳,胡荫奇认为患者年近六旬,天癸已竭,肝肾亏虚为其根本,筋骨失养,故见多关节疼痛。加之起居不节,感受外邪,痹阻经络关节,郁久而化热,加之久病,邪热伤阴,气阴耗伤则见潮热汗出、大便干。故治宜补益肝肾、清热养阴、利湿通络为法。药用山萸肉、生地、丹皮、炙鳖甲、五味子、天花粉清热凉血、滋阴补肾,川牛膝平补肝肾、强壮筋骨,土茯苓、土贝母、猪苓、苦参清热利湿。《本草正义》云:"土茯苓利湿去热,能入络,搜剔湿热之蕴毒";土贝母既能清热解毒,又能消肿散结。胡荫奇认为,土茯苓、土贝母配伍功善清热解毒、利湿消肿散结、通利关节,是治疗风湿热痹的要药良对。又予大剂量穿山龙以祛风除湿,活血通络。《东北药植志》曰穿山龙"舒筋活血,治腰腿疼痛,筋骨麻木",其所含有效成分薯蓣皂苷元为糖皮质激素合成前体,具有一定类肾上腺糖皮质激素样作用,对大鼠急性关节炎及肉芽肿均有抑制作用。又予赤芍、莪术活血化瘀通络。胡荫奇认为,瘀血为风湿病的病理基础,活血化瘀应贯穿治疗始终,瘀血去而痹自除。此后各诊随证加减,收效颇佳。

(整理者:王宏莉)

案二

个人信息:于某,女,35岁。医案编号:1011Q0047。

初诊日期:2012年9月4日。

主诉:眼干、口干,伴四肢多关节疼痛1年。

现病史:双膝、双腕、双手小关节疼痛,双下肢肌肉游走性疼痛,眼干,口干,皮肤干燥。脱发,面部痤疮,头晕耳鸣,时有手足心热。自觉乏力,纳呆,寐可,大便次数多,2~3次/日,不成形。

检查: 舌偏红, 苔薄白, 脉细。双膝、双手小关节不肿, 稍有压痛, 皮色皮温正常。面部潮红, 多发痤疮。

中医诊断: 痹病, 属肝肾阴虚、湿热痹阻证。

西医诊断: 混合性结缔组织病。

治法: 补益肝肾, 清热利湿通络。

方药: 自拟方, 取左归饮合二至丸加减之意。炙鳖甲30g, 菟丝子10g, 炙首乌30g, 山萸肉20g, 墨旱莲10g, 女贞子10g, 土茯苓30g, 阿胶珠10g, 穿山龙20g, 丹皮15g, 土贝母15g, 莪术10g, 连翘10g, 鸡血藤30g, 玄参10g。水煎服, 日1剂, 连服14天。

二诊(2012年9月18日): 药后双手小关节疼痛明显减轻, 双膝关节、双下肢肌肉仍有疼痛。口干, 皮肤干燥。面部痤疮, 耳鸣, 手足心热较前减轻。诉月经提前6天, 量少, 经期1~2天, 色淡, 伴经来头痛、头晕。纳寐可, 二便调。

处方: 炙鳖甲30g, 菟丝子10g, 制首乌30g, 山萸肉20g, 女贞子10g, 墨旱莲10g, 土茯苓30g, 阿胶珠10g, 穿山龙20g, 丹皮15g, 土贝母15g, 莪术10g, 连翘10g, 鸡血藤30g, 玄参10g, 益母草15g, 夏枯草10g。继服14天。

三诊(2012年10月9日): 现双手小关节无疼痛, 双膝关节偶有游走性疼痛。眼干、口干、皮肤干燥较前略有好转。面部痤疮, 月经量少, 色淡。易脱发, 烦躁焦虑易惊。纳寐可, 二便调。

处方: 炙鳖甲30g, 山萸肉30g, 墨旱莲10g, 女贞子10g, 枸杞子10g, 阿胶珠10g, 连翘10g, 丹皮15g, 制首乌15g, 鸡血藤30g, 生地30g, 熟地30g, 菟丝子10g, 益母草15g, 夏枯草10g, 柏子仁15g, 土茯苓15g, 柴胡10g, 穿山龙15g, 天花粉20g。继服14剂。

四诊(2012年10月23日): 现双膝关节疼痛较前好转。下肢腰腿时感乏力, 畏寒, 无肌肉疼痛, 眼干, 口干, 皮肤干燥。面部痤疮, 脱发好转, 纳寐可, 二便调。

处方: 菟丝子10g, 女贞子10g, 淫羊藿15g, 巴戟天10g, 白芍30g, 熟地30g, 炙鳖甲15g, 山萸肉20g, 鸡血藤30g, 玫瑰花10g, 制首乌15g, 益母草10g, 天花粉20g, 阿胶珠10g。继服14剂。

五诊(2012年11月13日): 药后自觉腰腿乏力减轻, 畏寒减轻。患者自行停药1周。现腰部、膝关节疼痛, 双小腿肌肉疼痛。自觉眼干涩, 皮肤干燥伴瘙痒, 脱发, 自觉颜面部烘热, 纳寐可, 二便调。月经量少, 色淡质稀, 经后期夹有血块。

处方: 菟丝子10g, 女贞子10g, 巴戟天10g, 白芍30g, 熟地30g, 炙鳖甲15g, 山萸肉20g, 鸡血藤30g, 玫瑰花10g, 制首乌15g, 益母草10g, 天花粉20g, 阿胶珠10g, 土茯苓15g。继服14剂。

六诊(2012年11月27日):近日仍有乏力,下肢酸困沉重感。目干涩,皮肤干燥、口干、口舌生疮,牙龈出血,面部痤疮较前增多。

处方:金银花15g,土茯苓15g,乌药10g,萆薢15g,山萸肉15g,地丁15g,炒栀子15g,菟丝子10g,生地30g,熟地30g,紫草6g,连翘10g,夏枯草10g,制首乌30g,白芍15g,甘草10g,生黄芪15g。继服14剂。

七诊(2012年12月25日):现自觉双膝、双手小关节均有疼痛,伴四肢乏力。口眼干燥较前好转,皮肤干燥、瘙痒,自服扑尔敏(氯苯那敏)后瘙痒可减轻,口腔溃疡易愈,面部痤疮减轻。纳寐可,小便频,大便日一行。

处方:当归10g,防风10g,菟丝子10g,连翘10g,金银花15g,制首乌15g,穿山龙15g,鸡血藤30g,丹参15g,土茯苓15g,天花粉15g,生薏苡仁20g,山萸肉15g。患者此后连续服用3个月余,自觉关节疼痛明显减轻,口干好转。

按:患者青年女性,先天禀赋不足,肝肾阴虚,脏腑组织、七窍及皮肤失于濡养,故见皮肤干燥、眼干、口干。阴虚则生内热,故见面红潮热、手足心热。加之津血同源,阴精亏耗则气阴两伤,津少而血运涩滞,气弱而运血无力,导致瘀血内停,脉络瘀阻,而见关节、肌肉疼痛。脉络瘀阻加重津液不得输布,故致湿热中阻,则故见头晕,乏力,纳呆。辨证当属于肝肾阴虚,湿热痹阻证。治疗宜补益肝肾,清热养阴,利湿通络为主。患者久病,阴病及阳,故后期可出现畏寒怕冷等肾阳亏虚表现。胡荫奇注重补益肝肾精血,根据阴阳互根互用原则,提倡阴阳双补,药用菟丝子、枸杞子、制首乌平补肝肾,炙鳖甲、女贞子、墨旱莲、山萸肉等滋补肾阴,巴戟天、淫羊藿补肾益精温阳,又配伍熟地,以巴戟天、熟地黄之柔润之质防止淫羊藿之燥散,从而达到阳中求阴的目的。阴精亏耗可用玄参、天花粉滋阴生津。热重者,可加金银花、连翘、栀子、丹皮、紫草清热凉血。血虚血瘀可用鹿角胶、阿胶珠等血肉有情之品滋阴补血,鸡血藤既可活血通络,又有补血的作用。湿重者,可用土茯苓、土贝母、萆薢清热利湿。风盛者,可加防风祛风胜湿。本患先天禀赋不足,肝肾阴虚,致津伤成燥,燥盛伤津,互为因果,故病情长久,缠绵难愈。

(整理者:王宏莉)

案三

个人信息:刘某,女,60岁。医案编号:060806。

初诊日期:2008年9月22日。

主诉:双手指皮肤僵硬1年半。

现病史:患者于2007年4月出现双手指皮肤僵硬,雷诺现象。2007年6月出现双手肿胀,僵硬感明显。双上肢肌肉疼痛,影响肢体活动。晨僵明显,至午后缓解。至安徽某医院就诊,查ENA抗体谱提示:抗URNP阳性、抗SS-A阳性。

给予盘龙七片口服。症状不缓解。后于2007年8月至广安门医院诊断为混合性结缔组织病。给予中药汤剂口服。现症: 双手指雷诺现象,遇风冷后明显。手指皮肤僵硬感。左侧面部皮肤紧绷感。左侧牙龈时有肿痛。平素畏风寒喜暖。患者无发热,无关节肿痛,无肌肉酸痛及肌肉萎缩,无口眼干燥。纳寐可,小便调,服用汤药后大便偏稀,日行1次。

检查: 各关节不肿。双手雷诺现象。双手皮肤颜色偏黯,皮温低。舌淡黯,略有胖大,舌苔薄白腻,脉沉细。

中医诊断: 皮痹,属脾肾阳虚、寒湿痹阻证。

西医诊断: 混合性结缔组织病。

治法: 温补脾肾,温经活血通络。

方药: 苦参10g,地龙10g,穿山甲6g(先煎),陈皮10g,胆星6g,土贝母10g,桔梗10g,青风藤15g,茯苓30g,莪术15g,僵蚕10g,桂枝12g,全蝎3g,半夏10g,山萸肉30g。7剂,水煎服,日1剂。

二诊(2008年9月29日): 双手指雷诺现象。手指皮肤僵硬感仍在。左侧面部皮肤紧绷感。左侧牙龈肿痛减轻。畏风寒喜暖。患者无发热,无关节肿痛,无肌肉酸痛及肌肉萎缩,无口眼干燥。纳寐可,小便调,服用汤药后大便偏稀,日行1次。查: 各关节不肿。双手雷诺现象。双手皮肤颜色偏黯,皮温低。舌淡黯,略有胖大,舌苔薄白腻,脉沉细。

方药: 山萸肉20g,苦参10g,地龙10g,穿山甲6g(先煎),陈皮10g,胆星9g,半夏10g,土贝母10g,桔梗10g,山慈菇15g,青风藤15g,茯苓30g,莪术15g,鸡血藤30g,僵蚕10g,全蝎3g。7剂,水煎服,日1剂。

三诊(2008年10月7日): 双手指雷诺现象。手指皮肤僵硬感有所减轻。左侧面部皮肤紧绷感有所减轻。畏风寒喜暖。纳寐可,二便调。查: 各关节不肿。双手雷诺现象。双手皮肤颜色偏黯,皮温低。舌淡黯,略有胖大,舌苔薄白腻,脉沉细。

方药: 山萸肉20g,苦参10g,僵蚕10g,穿山甲6g(先煎),陈皮10g,胆星6g,山慈菇15g,半夏10g,土贝母15g,桔梗10g,青风藤15g,鸡血藤15g,茯苓30g,莪术15g,全蝎3g,桂枝12g,干姜9g。7剂,水煎服,日1剂。

四诊(2008年10月13日): 双手指雷诺现象减轻。手指皮肤僵硬感减轻。左侧面部皮肤紧绷感好转。仍畏风寒喜暖。纳寐可,二便调。查: 各关节不肿。双手雷诺现象。双手皮肤颜色偏黯,皮温低。舌淡黯,略有胖大,舌苔薄白腻,脉沉细。

方药: 山萸肉20g,苦参10g,半枝莲15g,穿山甲6g(先煎),陈皮10g,胆星6g,半夏10g,鸡血藤30g,土贝母10g,山慈菇15g,僵蚕10g,桔梗10g,茯苓30g,莪术15g,桂枝12g。7剂,水煎服,日1剂。

五诊(2008年10月20日):患者双手指雷诺现象改善。手指皮肤僵硬感减轻。左侧面部皮肤紧绷感减轻,张口自如。仍有畏风寒喜暖。纳寐可,二便调。查:各关节不肿。双手雷诺现象。双手皮肤颜色偏黯,皮温低。舌淡黯,舌苔薄白腻,脉沉细。

方药:山萸肉20g,苦参10g,半枝连15g,茯苓30g,僵蚕10g,穿山甲6g,陈皮10g,半夏10g,干姜10g,鸡血藤30g,桂枝12g,山慈菇15g,土贝母15g,胆星9g。7剂,水煎服,日1剂。

此方服用14剂后症状明显缓解。患者后间断服药近3个月余,病情稳定。

按:本病的发生乃脾肾阳虚,痰瘀痹阻。故治疗以温阳化痰通经为原则。治疗初期先化痰通络治其标,待痰浊渐散、瘀血渐消后,酌加温补脾肾之阳药物以扶其正。本病的发生乃脾肾阳虚,痰瘀痹阻。故治疗以温阳化痰通经为原则。治疗初期先化痰通络治其标,待痰浊渐散、瘀血渐消后,酌加温补脾肾之阳药物以扶其正。本病例使用透骨草、伸筋草、红花等药物外洗,对于缓解雷诺氏现象疗效显著。我们以此方外用治疗寒湿痹证关节冷痛、手足末端麻木等症状效果满意,盖取诸药温经通络,散寒除瘀之功矣。

(整理者:刘燊仡)

第九节　产后风湿

案一

个人信息:刘某,女,32岁。医案编号:1011Q0342。

初诊日期:2014年7月15日。

主诉:双手近端指间关节胀痛3年。

现病史:患者于3年前因生产后出现双手近端指间关节胀痛,遇冷则不舒。近来自觉双手小关节发胀疼痛感,未见明显关节肿胀,遇寒及屈伸活动时上述症状加重,时有乏力,怕冷,纳寐可,二便调。

检查:舌淡黯边有齿痕,脉滑细。

中医诊断:产后痹,属气血两虚、寒湿痹阻证。

西医诊断:产后风湿。

治法:益气养血,散寒通络。

方药:胡荫奇自拟方合当归补血汤化裁。鹿角胶12g(烊化),桂枝10g,白芍30g,鸡血藤30g,生黄芪15g,地龙10g,徐长卿15g,穿山龙15g,威灵仙30g,川芎15g,当归10g,蜂房块5g,松节10g,香附10g。水煎服,日1剂,连服7天。

二诊(2014年7月29日):药后症减,全身关节仍有游走性疼痛,自觉双手小关节晨起僵硬感,活动10分钟余可减轻。余无明显不适。

处方:上方加葛根30g、木瓜10g、路路通10g。再进7剂。

三诊(2014年8月5日):现全身关节游走性疼痛减轻,双手小关节晨起僵硬感亦有好转,时有周身乏力感,腰膝酸痛,手足心热,口渴。

处方:上方去徐长卿、松节,加萆薢20g、太子参15g。嘱坚持服药14剂。

四诊(2014年8月19日):现关节游走性疼痛较前明显减轻,双手小关节晨起僵硬感好转,活动5分钟左右即可自如,乏力感仍明显,腰膝酸痛。

处方:前方加鹿衔草15g、巴戟10g、首乌30g,减太子参、蜂房。再进14剂。

五诊(2014年10月8日):患者现全身关节游走性疼痛已不明显,双手小关节晨起活动两分钟即自如,乏力腰酸减轻。自拟方加强补益肝肾精血,兼有祛风通络之意。

处方:肉苁蓉30g,鹿角胶12g(烊化),巴戟天10g,菟丝子10g,首乌30g,枸杞10g,桂枝10g,威灵仙30g,羌活10g,独活10g,老鹳草15g,鸡血藤30g,白芍30g,益母草15g。嘱间断服用1个月余,以上诸症基本缓解,嘱注意保暖,避免过劳。

按:胡荫奇认为,青年女性产后发病多因肝肾精血虚损、气血不足所致。血虚即可生内风,加之起居不慎,复感风寒湿,痹阻经络关节,内外相引,合而为痹。本虚则见乏力、腰酸,标实则见关节疼痛、怕风。故其根本还应着手于补益肝肾气血。方用当归补血汤益气养血,加鹿角胶入肝、肾经,补肾阳,益精血,白芍、鸡血藤滋阴养血,鸡血藤兼可活血通络,有治疗风湿痹痛功效。胡荫奇认为,鸡血藤既能补血又能活血,既能祛风又能止痛,寒热无挡,虚实不限,适用于产后痹的各种证型。又以穿山龙甘温,入肝、肺经,功能祛风除湿,活血通络,并有清肺化痰,凉血消痈作用;徐长卿辛温,入心、脾经,具有祛风除湿、止痛止痒作用,可用来治疗风湿痹痛,胡荫奇亦常用此两味相伍为用,祛风活络止痛效果明显,广泛地用于风寒湿阻、气滞血瘀所引起的关节疼痛,发挥其抗炎止痛作用。对于病程较久,邪已深入,气血凝滞,疼痛较重者,亦常常选用虫类药已达到搜风逐邪、舒筋通络之功效,如取地龙、蜂房搜除经络之风以舒筋散结止痹痛,因虫类药温燥,且妇人产后多虚,故应用时用量不宜过大,尊崇"邪去而不伤正,效捷而不猛悍"的原则,中病即止。又予川芎、香附行气活血,使气行则血行而无凝滞。

(整理者:王宏莉)

案二

个人信息:徐某,女,26岁。医案编号:20140202。

初诊日期:2008年10月21日。

主诉:多关节疼痛1年。

现病史:患者于2007年因产后劳累受寒出现周身多关节疼痛。因产后哺乳遂未服药治疗,间断外用膏药治疗。现症:周身多关节疼痛,以双腕关节、双足跟为重。晨僵,活动或热敷后缓解。月经量少,色淡,经前腹痛隐隐。纳寐可,小便调,大便偏干,1~2日一行。

检查:各关节不肿。舌淡红,苔薄白,脉沉细。

中医诊断:痹病,属气血亏虚证。

西医诊断:产后风湿。

治法:补益气血。

方药:八珍汤加减。当归15g,鸡血藤20g,黄芪20g,党参15g,白术10g,茯苓10g,肉桂5g,白芍片15g,熟地15g,益母草15g,秦艽10g,艾叶10g,延胡索10g。7剂,水煎服,日1剂。

二诊(2008年10月28日):双手关节疼痛有所减轻。仍有足跟痛,行走久后可有减轻。畏寒。纳寐可,二便调。各关节不肿。舌淡红,苔薄白,脉沉细。

处方:熟地15g,当归15g,白芍10g,党参15g,益母草15g,郁金10g,威灵仙10g,黄芪20g,白术10g,鸡血藤20g,桂枝10g。7剂,水煎服,日1剂。

三诊(2008年11月4日):双手关节、足跟痛减轻。时有腰骶部酸痛,局部热敷后明显。月经量较以前增多。纳寐可,二便调。各关节不肿。舌淡红,苔薄白,脉沉细。

处方:鸡血藤20g,当归15g,熟地15g,威灵仙10g,川牛膝15g,白芍15g,白术15g,党参15g,黄芪20g,茯苓10g,郁金10g。7剂,日1剂,水煎服。

四诊(2008年11月11日):双手关节疼痛减轻,遇冷水后自觉疼痛加重。双足跟疼痛减轻。晨僵缓解。纳寐可,二便调。舌淡红,苔薄白,脉沉细。

处方:当归15g,白术10g,白芍10g,威灵仙10g,川牛膝10g,黄芪15g,党参15g,茯苓10g,鸡血藤20g,柴胡10g,熟地15g。7剂,水煎服,日1剂。

五诊(2008年11月18日):患者双手关节疼痛缓解。时有足跟痛,不甚,活动后缓解。腰骶部时有酸痛,劳累后明显。晨僵不显。纳寐可,二便调。舌淡红,苔薄白,脉沉细。患者症状缓解明显,改予八珍颗粒及痹祺胶囊口服,以益气养血,通络除痹。

按:本患者乃产后风湿症。导师认为女性孕育胎儿期间,气血下注以养胞宫;产子时耗气伤血;产后气血亏虚,筋脉失养则易出现产后关节疼痛。治疗时应以补益气血为主,方选八珍汤加减。治疗本类疾病时,胡荫奇常随方加用鸡血藤,以其药性平和,养血通络。另外,治疗时不忘疏肝柔肝,故常于选方用药时酌情加用柴胡、郁金等药物。

(整理者:刘燊仡)

案三

个人信息: 王某,女,32岁。医案编号: 1011H0299。

初诊日期: 2008年9月10日。

主诉: 腰部酸痛3个月。

现病史: 患者于3个月前因产后受寒劳累出现腰部酸痛,俯仰时明显。至我院门诊查风湿免疫相关指标未见异常。给予活血止痛膏外用,症状缓解不明显。现症: 腰部酸痛,活动或久坐后明显。时有足跟痛,乏力,畏寒,纳可,寐欠安,二便调。

检查: 各关节不肿,腰部活动无明显受限。腰骶部轻叩痛。舌淡红,苔薄白,脉沉细。

中医诊断: 痹病,属气血亏虚证。

西医诊断: 产后风湿。

治法: 益气养血,健脾益肾。

方药: 党参15g,当归10g,郁金10g,熟地15g,川芎10g,鹿角胶12g(烊化),菟丝子15g,桑寄生15g,杜仲10g,川断10g,益母草15g,女贞子10g,鸡血藤30g,延胡索10g。7剂,水煎服,日1剂。

二诊(2008年9月17日): 药后自觉腰痛有所减轻。劳累后仍有疼痛,晨起腰部僵痛,活动后缓解。时有足跟痛。纳可,寐差,二便调。各关节不肿。腰部活动无受限。舌淡红,苔薄白,脉沉细。

方药: 党参15g,当归10g,郁金10g,熟地15g,川芎10g,鹿角胶12g(烊化),菟丝子15g,桑寄生15g,杜仲10g,川断10g,益母草15g,女贞子10g,鸡血藤30g,延胡索10g,炒枣仁15g。7剂,水煎服,日1剂。

三诊(2008年9月24日): 腰痛仍有,但较前减轻。足跟痛减。畏寒不甚。纳寐可,二便调。腰部活动无受限。舌淡红,苔薄白,脉沉细。

方药: 当归10g,郁金10g,熟地15g,川芎10g,鹿角胶12g(烊化),菟丝子15g,桑寄生15g,杜仲10g,川断10g,益母草15g,鸡血藤30g,延胡索10g,炒枣仁15g,黄芪20g,党参15g。14剂,水煎服,日1剂。

四诊(2008年10月8日)上方服用14剂后腰痛明显减轻。足跟痛减。晨起腰部僵感减轻。纳寐可,二便调。腰部活动无受限。舌淡红,苔薄白,脉沉细。

方药: 党参15g,当归10g,郁金10g,熟地15g,川芎10g,鹿角胶12g(烊化),菟丝子15g,桑寄生15g,杜仲10g,川断10g,女贞子10g,鸡血藤30g,延胡索10g,炒枣仁15g,檀香10g。以本方继服7剂巩固疗效。

按: 本案乃产后痹之治验。产后多气血亏虚,治疗以益气养血为主。另外,产后多郁,治疗过程中应同时注意疏肝通郁。该案中以八珍汤为基础加用补肾疏肝之剂。胡荫奇认为,产妇多阴虚体质,故选用补肾药时常应用菟丝子、枸杞子等平补肾阳之品,以防温燥伤阴。另因产后内环境紊乱,多有肝郁,遂常加用柴胡、郁金等以清热疏肝。

（整理者：刘桑仡）

第十节　骨关节炎

案一

个人信息:董某,女,68岁。医案编号:0806003。

初诊日期:2008年5月14日。

主诉:双膝关节疼痛,时有肿痛5年余。

现病史:患者于5年前无明显诱因出现双膝关节疼痛,负重后时有肿胀。查双膝X线片提示退行性改变。未系统诊治,每于劳累或天气变化时加重。现症:现仍有双膝关节疼痛,下蹲受限,左侧明显。双膝关节自觉胀感。下肢沉重。纳寐可,小便调,大便偏干,1~2日一行。

检查:左膝关节轻度肿胀,浮髌试验阳性。局部皮温不高。双膝关节活动轻度受限。舌质淡红,苔薄黄,脉沉细。

中医诊断:痹病,属肝肾不足、湿热痹阻证。

西医诊断:骨关节炎。

治法:补益肝肾,清热利湿。

方药:乌药10g,皂角刺10g,青风藤15g,川断15g,川牛膝10g,萆薢30g,防己10g,秦皮15g,鸡血藤30g,杜仲15g,骨碎补15g,木瓜15g,威灵仙15g,益母草15g,车前子10g,伸筋草10g,莪术15g,桃仁10g。7剂,水煎服,日1剂。

二诊(2008年5月21日):现右膝关节疼痛不明显,左膝关节仍有疼痛,下蹲困难。运动初始双膝关节僵硬感,活动后可减轻。下肢沉重。纳寐可,小便调,大便质软,日一行。查:左膝关节轻度肿胀,浮髌试验阳性。局部皮温不高。双膝关节活动轻度受限。舌质淡红,苔薄黄,脉沉细。

方药:乌药10g,皂角刺10g,青风藤15g,川断15g,川牛膝15g,萆薢30g,防己10g,秦皮15g,鸡血藤30g,杜仲15g,骨碎补15g,木瓜20g,威灵仙15g,益母草15g,车前子10g,伸筋草10g,莪术15g,桃仁10g。7剂,水煎服,日1剂。

三诊(2008年5月30日):现左膝关节仍有疼痛,下蹲困难。双膝关节僵硬感,活动后可减轻。行走久后疼痛加重。腰骶部酸痛。下肢沉重。纳寐可,小便调,大便质软,日一行。查:左膝关节轻度肿胀,浮髌试验阴性。局部皮温不高。双膝关节活动轻度受限。舌质淡红,苔薄黄,脉沉细。

方药:乌药10g,皂角刺10g,青风藤15g,川断15g,川牛膝15g,萆薢30g,防己10g,秦皮15g,鸡血藤30g,杜仲15g,骨碎补15g,木瓜20g,威灵仙15g,益母草15g,车前子10g,伸筋草10g,莪术15g,桑寄生15g,薏苡仁20g。7剂,水煎服,日1剂。

四诊(2008年6月7日):现患者负重后或久行久站后仍有左膝关节肿痛。下蹲困难。双膝关节僵硬感,活动后可减轻。腰骶部酸痛减轻。下肢沉重。纳寐可,小便调,大便质软,日一行。查:左膝关节轻度肿胀,浮髌试验阴性。局部皮温不高。双膝关节活动轻度受限舌质淡红,苔薄白,脉沉细。

方药:乌药10g,皂角刺10g,青风藤15g,川断15g,川牛膝15g,萆薢30g,骨碎补15g,秦皮15g,鸡血藤30g,杜仲15g,补骨脂15g,木瓜20g,威灵仙15g,益母草15g,伸筋草10g,薏苡仁20g,莪术15g,桑寄生15g。7剂,水煎服,日1剂。

五诊(2008年6月14日):现患者负重后或久行久站后仍有左膝关节肿痛。休息后可缓解。关节僵硬感减轻。腰骶部酸痛减轻。纳寐可,小便调,大便质软,日一行。查:左膝关节轻度肿胀,浮髌试验阴性。局部皮温不高。双膝关节活动轻度受限。舌质淡红,苔薄白,脉沉细。

方药:乌药10g,皂角刺10g,青风藤15g,川断15g,川牛膝15g,萆薢30g,骨碎补15g,秦皮15g,鸡血藤30g,杜仲15g,补骨脂15g,木瓜20g,威灵仙15g,益母草15g,伸筋草10g,薏苡仁20g,莪术15g,桑寄生15g,茯苓15g,炒白术10g。14剂,水煎服,日1剂。

六诊(2008年6月27日):现患者膝关节疼痛明显缓解,每日适度活动后关节疼痛无加重。腰骶部酸痛明显减轻。纳寐可,小便调,大便质软,日1行。查:左膝关节不肿,浮髌试验阴性。局部皮温不高。双膝关节活动尚可。舌质淡红,苔薄白,脉沉细。患者症状缓解明显,停服中药汤剂,改予强力天麻胶囊口服,每次1.2g,每日3次。

按:骨关节炎乃由于构成关节的软骨、椎间盘、韧带等软组织变性,关节边缘骨质增生,滑膜肥厚等变化,导致骨质破坏,引起继发性骨质增生,引起关节疼痛、活动受限等症状。好发于膝、髋、踝等负重关节。常发生于中老年人或者长期姿势不良、过度负重用力者。其发生乃年老肝肾精血渐亏,气血不足,筋骨失养;或劳损日久,气血不和,筋脉失养。治疗当以滋补肝肾为主。方中以杜仲、骨碎补、川断、牛膝补肝肾,强筋骨;青风藤、防己、木瓜、萆薢、威灵仙祛风除湿清热;乌药、皂刺、莪术、桃仁活血通络除痹;桃仁还可兼以润肠通便;鸡血藤养血活血,配合伸筋草舒筋活络。诸药配合,补肝肾,祛湿热,通经络,舒筋挛,诸多方面兼顾,则效果显著。

(整理者:刘桑佗)

案二

个人信息: 王某,女,54岁。医案编号: 20140204。

初诊日期: 2009年3月25日。

主诉: 双膝关节疼痛3年余。

现病史: 患者于3年前出现双膝关节疼痛,每于负重或天气变化时疼痛。我院诊断为: 骨关节炎。间断服用盐酸氨基葡萄糖,曾接受双膝关节腔注射玻璃酸钠注射液治疗。症状时有反复。现症: 双膝关节疼痛,屈伸受限。负重或天气变化时明显。时有腰背疼痛。畏寒喜暖。纳寐可,二便调。

检查: 双膝关节内侧轻度肿胀,压痛,双膝关节活动受限。浮髌试验阴性。舌淡黯,苔薄白,脉沉滑。

中医诊断: 痹病,属寒湿痹阻证。

西医诊断: 骨关节炎。

治法: 温阳散寒,除痹通络。

方药: 川牛膝15g,生薏苡仁30g,川断10g,桑寄生15g,法半夏10g,莪术10g,茯苓15g,陈皮10g,鹿角镑15g,延胡索10g,乌药10g,熟地15g,威灵仙15g。7剂,水煎服,日1剂。

二诊(2009年4月1日): 双膝关节有所减轻,屈伸困难,负重时疼痛加重,腰部酸楚感,畏寒,纳寐可,二便调。查: 双膝关节内侧轻度肿胀,压痛,活动受限。双侧浮髌试验阴性。舌淡黯,苔薄白,脉沉滑。

方药: 桑寄生15g,杜仲10g,川牛膝15g,川断10g,生薏苡仁30g,菟丝子10g,莪术10g,桂枝12g,木瓜20g,茯苓15g,陈皮10g,鹿角镑15g,法半夏10g,白芍15g。7剂,水煎服,日1剂。

三诊(2009年4月8日): 近日劳累后自觉双膝关节疼痛加重,屈伸受限明显,局部喜暖恶寒。查: 双膝关节轻度肿胀,压痛,浮髌试验阴性。舌淡黯,苔薄白,脉沉滑。

方药: 乌药10g,川牛膝15g,川断10g,僵蚕10g,延胡索15g,桑寄生15g,鹿角镑15g,三七粉3g(冲服),威灵仙15g,生薏苡仁30g,木瓜15g,乌梢蛇10g,白芍15g,熟地10g,砂仁3g(后下)。7剂,水煎服,日1剂。

四诊(2009年4月15日): 药后双膝关节疼痛减轻,局部仍畏寒喜暖。腰部酸痛减轻。纳寐可,二便调。查: 双膝关节轻度肿胀,轻压痛,浮髌试验阴性。舌淡黯,苔薄白,脉沉滑。

方药: 木瓜30g,鹿角镑15g,三七粉3g(冲服),熟地15g,桑寄生15g,川牛膝15g,川断10g,僵蚕10g,当归10g,莪术10g,茯苓15g,白芍片15g,生薏苡仁30g。7剂,水煎服,日1剂。

五诊(2009年4月22日): 双膝关节疼痛减轻, 肿胀渐消。负重后仍有疼痛加重。畏寒减轻。纳寐可, 二便调。查: 双膝关节不肿, 活动轻度受限。浮髌试验阴性。舌淡黯, 苔薄白, 脉沉滑。

方药: 乌药10g, 川牛膝15g, 生薏苡仁30g, 莪术10g, 三七粉3g(冲服), 木瓜30g, 桑寄生15g, 杜仲10g, 川断10g, 白芍片15g, 鹿角镑15g, 僵蚕10g, 熟地15g, 萆薢15g。14剂, 水煎服, 日1剂。

药后症状明显缓解。后间断服用中成药治疗。

按: 本案乃骨关节炎治验。本患者平素操劳过度, 耗伤气血, 以致寒湿之邪乘虚而入痹阻筋脉关节发病。治疗给予散寒通络止痛为主。以桑寄生、杜仲、川断、川牛膝等以补肝肾, 强筋骨。以木瓜、半夏、茯苓、陈皮等散寒除湿。以鹿角镑通络除痹。治疗期间因劳累出现症状加重, 遂给予僵蚕、乌蛇等虫类药物以加强通络除痹止痛之功效。方中加白芍一为缓解止痛之意, 另一含义乃与熟地等药物共用以防止温燥药物伤阴。

(整理者: 刘燊仡)

案三

个人信息: 王某, 男, 64岁。病案编号: 20070215。

初诊日期: 2007年3月7日。

主诉: 双下肢后侧麻木感4个月余。

现病史: 患者于4个多月前无诱因出现双下肢麻木, 站立时加重, 腰部僵硬, 双下肢乏力, 无间歇性跛行, 诸症与天气变化无关, 二便调。

检查: 舌黯, 有瘀斑瘀点, 苔白腻, 脉弦。腰椎曲度变浅, 双侧直腿抬高试验阳性, 双膝屈伸时可及骨擦感。

中医诊断: 骨痹, 属气虚血瘀证。

西医诊断: 骨关节炎, 颈椎病, 腰椎间盘突出症。

治法: 益气活血祛瘀。

方药: 太子参20g, 当归10g, 茯苓15g, 生地15g, 川牛膝10g, 三七粉2g(冲服), 天麻6g, 杜仲10g, 延胡索15g, 伸筋草10g, 路路通10g, 防风10g, 独活10g, 白芍10g, 肉苁蓉15g, 炒白术15g, 益智仁15g。7剂, 水煎服, 日1剂, 分2次服。

二诊(2007年3月14日): 患者病情好转。双下肢麻木减轻, 站立时加重, 腰部僵硬, 双下肢乏力, 无间歇性跛行, 诸症与天气变化无关, 二便调。

检查: 舌黯, 有瘀斑瘀点, 苔白腻, 脉弦。腰椎曲度变浅, 双侧直腿抬高试验阳性, 双膝屈伸时可及骨擦感。

方药: 太子参20g, 当归10g, 茯苓15g, 生地15g, 川牛膝10g, 三七粉2g(冲服),天麻6g,杜仲15g,延胡索20g,伸筋草15g,路路通10g,防风10g,独活10g,白芍15g,肉苁蓉15g,炒白术15g,益智仁15g。14剂,水煎服,日1剂,分2次服。

三诊(2007年3月28日):患者病情明显好转。双下肢麻木明显减轻,站立时加重,腰部僵硬,双下肢乏力减轻,无间歇性跛行,时有口腔溃疡,大便偏干,小便调。

检查:舌黯,有瘀斑瘀点,苔薄白,脉弦。腰椎曲度变浅,双侧直腿抬高试验阴性,双膝屈伸时可及骨擦感。

方药:太子参20g,当归10g,茯苓15g,生地15g,川牛膝10g,三七粉2g(冲服),天麻6g,杜仲15g,延胡索20g,路路通10g,防风10g,伸筋草15g,白芍15g,肉苁蓉15g,益智仁15g,焦神曲30g,焦麦芽30g,焦山楂30g,夏枯草15g,野菊花10g。14剂,水煎服,日1剂,分2次服。

四诊(2007年4月11日):患者病情明显好转。双下肢麻木明显减轻,站立时加重,腰部僵硬,双下肢乏力减轻,无间歇性跛行,诸症与天气变化无关,二便调。

检查:舌黯红,有瘀点,苔薄白,脉弦。腰椎曲度变浅,双侧直腿抬高试验阴性,双膝屈伸时可及骨擦感。

方药:太子参20g,当归10g,茯苓15g,生地15g,川牛膝10g,三七粉2g(冲服),天麻6g,杜仲15g,延胡索20g,伸筋草10g,路路通10g,防风10g,白芍15g,肉苁蓉15g,益智仁15g,焦神曲30g,焦麦芽30g,焦山楂30g,夏枯草15g,野菊花10g,厚朴6g,佩兰10g。14剂,水煎服,日1剂,分2次服。

3个月后经向患者本人电话随访,症状已明显减轻,病情稳定。

按:骨关节炎的主要病机是肾精亏虚。因肾气亏虚,精血不足,或禀赋虚弱,或房劳过度,引起肾之精血亏虚,无以濡养筋骨,气血瘀阻,筋脉凝滞不得宣通而致上肢或下肢麻木酸痛及腰脊痛。治疗该病以益气活血祛瘀、通络止痛为主,佐以补肾壮骨。本案治以益气祛瘀通络,佐以补肾之品收功。

(整理者:李征)

第十一节　结缔组织病

案一

个人信息:杨某,女,38岁。医案编号:1011Q0211。

初诊日期:2013年10月15日。

主诉:发现血小板(PLT)减少5个月。

现病史: 患者自觉周身乏力, 腰膝酸软, 双下肢稍有肿胀, 无周身关节疼痛, 无口干眼干, 纳眠可, 二便调。

检查: 舌红, 有裂纹, 苔白腻, 脉细。ANA(+), SSA(+), PLT 80×10^9/L。

中医诊断: 痹病, 属肾阴亏虚证。

西医诊断: 结缔组织病。

治法: 补益肝肾, 清热养阴。

方药: 自拟方。连翘10g, 赤小豆30g, 生黄芪30g, 虎杖15g, 女贞子10g, 菟丝子10g, 枸杞子10g, 山萸肉15g, 麦冬10g, 生地30g, 丹皮10g, 功劳叶10g, 穿山龙15g, 鳖甲30g。连服14剂, 水煎服, 日1剂。西药: 泼尼松片每次10mg, 口服, 每日1次。

二诊(2013年11月1日): 乏力感有所减轻, 近日不慎感寒后出现咳嗽、咳黄痰、咽痛, 自觉时有周身发热恶寒, 测体温未见体温升高。

处方: 上方去穿山龙, 加炒栀子15g、蒲公英15g、玄参30g、白薇15g。继服14剂。西药继服。

三诊(2013年11月16日): 患者咳嗽咳痰已愈, 诉略有口干咽痛, 余无不适。检查: ANA 1:320, SSA 1:4。PLT 99×10^9/L。

处方: 上方改连翘15g、虎杖30g, 加知母15g、金银花15g、土茯苓15g, 减白薇、鳖甲、生黄芪。继服14剂。西药继服。

四诊(2013年12月2日): 现咽痛较前稍缓解, 仍有口干, 纳眠可, 二便调。PLT 106×10^9/L。

处方: 白薇15g, 当归10g, 丹皮15g, 太子参15g, 连翘15g, 炒栀子15g, 金银花15g, 土茯苓30g, 玄参30g, 炙鳖甲15g, 生石膏30g, 羚羊角粉0.6g(冲服), 菟丝子10g, 土贝母15g, 虎杖15g。继服1个月余。

此后随访, 血小板基本恢复正常, 乏力亦有改善。

按: 患者肾阴亏虚, 肾主生长生殖功能, 肾虚则气血不充, 摄纳无权, 故见体虚乏力, 腰膝酸软。肾主骨生髓, 故肾精亏虚则骨髓不充, 故造血功能下降, 可见血细胞减少。加之起居不慎, 感受外邪, 湿邪痹阻于经络, 气血运行不通, 故见下肢时有肿胀。舌红, 有裂纹, 苔白腻, 脉细。综合舌脉, 四诊合参, 故辨证属肾阴亏虚证。治宜补益肝肾、清热养阴为法。药用鳖甲、女贞子、菟丝子、枸杞子、山萸肉滋阴补肾, 患者久病, 肾精亏虚致骨髓失养, 血细胞下降, 病位较深, 胡荫奇认为植物药力弱, 恐难直达病所, 宜加用血肉有情之品, 故予炙鳖甲滋阴补肾。又予连翘、功劳叶清热解毒, 麦冬、生地、丹皮滋阴凉血, 以防阴虚而致血热妄行。红小豆清热活血利水, 黄芪益气利水消肿。又予穿山龙祛风除湿通络, 现代药理研究认为, 穿山龙的主要成分薯蓣皂苷是合成糖皮质激素的有效成分, 故其具有植物类糖皮质激素作用, 可提高肾上腺皮质功能,有效缓解炎症反应。二诊患者体虚,病邪乘虚袭入,化热入里,故见咳黄痰、咽痛,予去穿山龙,加炒栀子、蒲公英清热解毒,现代药理研究认为两药均有抗菌作用,患者自觉发热,予加白薇清虚热,玄参清热养阴。四诊患者服药后病情好转,然患者久病,阴虚生内热,故予加强清热功效,予生石膏、羚羊角分清气分、血分热邪,太子参加强益气养阴之效,当归养血生血。土茯苓、土贝母是胡荫奇常用的治疗热痹经典药对,两药既可利湿解毒,又可通利关节,现代研究认为其兼具调节免疫作用。故本案辨证精确,用药精当,糖皮质激素维持原有用量情况下血小板数量逐渐上升,症状改善,效果颇佳。

(整理者:王宏莉)

案二

个人信息:朱某,女,42岁。医案编号:1011Q0269。

初诊日期:2013年10月30日。

主诉:双手遇冷后发白发紫2年。

现病史:患者2年前遇冷后出现双手远端发白发紫,未系统诊疗,之后症状反复发作。现患者畏寒,近2个月口干唇干,时感头痛,纳眠可,二便调。

检查:双手指端皮温低,雷诺现象(+),未见萎缩及破溃。舌红,舌苔白厚,脉细。

中医诊断:痹病,属痰瘀阻滞证。

西医诊断:结缔组织病。

治法:活血养阴通络。

方药:取胡荫奇自拟化痰通络方。土贝母15g,生地30g,知母15g,沙参15g,麦冬10g,玄参30g,白芍30g,山萸肉20g,葛根30g,升麻10g,石斛10g,怀山药15g,炒扁豆10g,玉竹10g,川芎10g,延胡索10g,白芷10g。14剂,水煎服,日1剂。

二诊(2013年11月27日):患者口唇干燥及头痛较前好转,余无不适。查抗核抗体谱:ANA>1:1000,RNP(+++),Sm(-),ds-DNA(-),SSA(+++),RO-52(+++),余阴;RF 134.95IU/ml。舌淡红,舌苔白腻,脉沉细。继予补益肝肾、化痰通络治疗。

处方:山萸肉20g,生地30g,猪苓15g,土茯苓15g,伸筋草15g,莪术10g,土贝母15g,桂枝10g,知母15g,怀山药30g,熟地30g,苦参15g,黄精30g,玄参30g,夏枯草10g,枳实15g。14剂,水煎服,日1剂。

三诊(2014年1月14日):患者双手指尖雷诺现象较前减轻。舌质红,苔黄而无津,苔剥,脉沉细。继予活血化痰通络治疗,加强补益肝肾之力。

处方：石斛15g，生地30g，知母15g，玄参30g，菟丝子15g，女贞子10g，枸杞10g，山萸肉20g，五味子10g，炙鳖甲15g，黄精30g，丹皮15g，葛根30g，桂枝10g，土贝母15g。30剂，水煎服，日1剂。

四诊（2014年3月18日）：双手指雷诺现象减轻。1个月前感冒，低热，体温最高37.3℃，反复发作1个月，全身不适，左乳房胀痛，拒按。3月11日查ESR 25mm/h。舌黯红，苔白腻，脉细。活血化痰通络基础上加强固表祛风之力。

处方：辛夷15g，桔梗10g，白芷15g，细辛3g，川芎10g，地骨皮15g，柴胡10g，青皮10g，陈皮10g，生黄芪15g，延胡索15g，薄荷6g，夏枯草10g，香附10g，路路通10g，炙鳖甲15g，青蒿15g，防风10g。14剂，水煎服，日1剂。

五诊（2014年4月8日）：患者双手雷诺现象好转。近3日感冒，无发热，时有汗出烘热，咽干口干，目赤，自觉口中异味，乳房胀痛减轻，月经正常。舌红，苔薄黄腻，脉细。治以疏散风热、化痰通络为法。

处方：金银花30g，连翘10g，柴胡10g，荆芥10g，防风10g，牛蒡子15g，薄荷6g，玄参30g，地骨皮15g，知母15g，炒栀子10g，辛夷15g，煅龙骨30g，煅牡蛎30g，土贝母15g，山慈菇10g。

3个月后经向患者本人电话随访，患者坚持中药治疗，目前病情平稳。

按：患者以遇冷后双手远端发白发紫为主症，当属中医"痹病"范畴。患者素体正气不足，加之风寒湿邪乘虚外侵，留滞不去，寒凝血瘀，影响津液运行，津液停聚而为痰，痰瘀互结，痹阻于皮肤肌肉，皮肤肌肉失于濡养，故可见双手远端发白发紫，遇寒为甚；寒湿痹阻，津液不能上乘，故唇干；痰湿阻滞，清阳不升，故可见头疼；舌红，舌苔白厚，脉细亦为痰瘀阻滞之征。治以滋补肝肾，健脾祛湿，活血通络为法。患者因近2个月才出现唇干，头痛，乃新发之症，患者初诊之时，胡荫奇以新发之症为主，施以养阴清热为大法，辅以健脾生津而引阴液上达而荣头部，兼以止痛。药以生地、知母、沙参、麦冬、玄参、白芍、石斛、玉竹等养阴清热，辅以葛根、升麻、山药、扁豆健脾生津，兼以川芎、玄胡、白芷止痛。二诊之时，患者唇干、头痛大为好转，故转以补肝肾，祛湿通络为要。药以山萸肉、生熟地、山药、黄精、玄参等滋补肝肾以治本，以猪苓、土茯苓、土贝母等祛湿通络及莪术、桂枝等活血化瘀以治标。三诊之时，续以滋补肝肾为大法。四、五诊之时，因患者感冒，而以疗新病感冒为主。本案体现了胡荫奇如何辨识新发之症与旧有之症，新病与旧病，标与本之间关系，而处以相应之法。变法之妙，存乎一心。

（整理者：李光宇）

██████ **第十二节 其他风湿病** ██████

案一: 关节风湿症

个人信息: 董某,女,23岁。医案编号: 1011Q0191。

初诊日期: 2013年7月10日。

主诉: 全身多关节疼痛15天。

现病史: 患者15天前无明显诱因出现全身多关节疼痛,尤以膝关节疼痛明显。于北京某三甲医院就诊,查类风湿抗体两项、风湿三项、血沉、血常规、尿常规、膝关节X线片、磁共振均未见异常,诊断为关节风湿症,予中成药口服(具体不详),治疗效果不明显,关节疼痛仍然不缓解。现全身多关节疼痛,怕风怕冷,患者发病以来无发热,无皮疹,无雷诺现象,饮食睡眠可,二便调。

检查: 双手小关节、双腕关节、双肩关节、双膝关节压痛,无明显活动受限,双侧"4"字试验(-),双侧支腿抬高试验(-),双下肢不肿。舌淡红,舌苔中后部黄腻,脉滑细。

中医诊断: 痹病,属肝肾不足、痰瘀痹阻证。

西医诊断: 关节风湿症。

治法: 补益肝肾,活血化痰通络。

方药: 取胡荫奇自拟活血通络方。穿山龙30g,徐长卿15g,羌活10g,川芎10g,生黄芪15g,防风10g,乌梢蛇10g,土茯苓15g,杜仲15g,桑寄生15g,细辛3g,葛根30g,威灵仙30g,僵蚕10g,忍冬藤30g。7剂,水煎服,日1剂。配合风湿祛痛胶囊,每次0.9g,每日3次,口服。完善相关化验检查,查风湿三项、ESR、血常规、生化全项。

二诊(2013年7月17日): 患者各关节疼痛较前略减轻,余无不适,饮食睡眠可,二便调。舌淡红,苔薄白腻,脉滑细。各项化验检查均无异常。继予补益肝肾,活血化痰通络治疗。

处方: 上方减羌活、土茯苓、葛根、僵蚕、忍冬藤,加鸡血藤30g、独活10g、续断15g、伸筋草10g、木瓜15g、萆薢10g、桂枝10g。14剂,水煎服,日1剂。配合强力天麻杜仲胶囊,每次3g,每日3次,口服。

三诊(2013年8月3日): 患者正值经期,仍觉全身各关节疼痛。舌淡黯红,苔薄白,脉滑细。

处方: 当归15g,白芍30g,川芎10g,制首乌15g,黄连3g,苏梗10g,佛手10g,穿山龙15g,鸡血藤30g,伸筋草10g,羌活10g,独活10g,延胡索10g,乌梢蛇10g,

135

细辛3g,生黄芪15g。7剂,水煎服,日1剂。

四诊(2013年8月14日):患者关节疼痛缓解明显,余无不适。舌淡黯红,苔白腻,脉滑细。

处方:上方减黄连、穿山龙、羌活,加杜仲20g、续断15g、厚朴10g、薏苡仁15g、木瓜10g。14剂,水煎服,日1剂。

五诊(2013年8月28日):各关节疼痛时有反复,近日新发口腔溃疡。舌黯红,苔白,脉滑。

处方:木瓜15g,萆薢20g,桑寄生15g,秦艽10g,黄柏15g,杜仲20g,川牛膝10g,伸筋草15g,骨碎补10g,鸡血藤30g,细辛3g,熟地30g,独活10g,续断15g,菟丝子10g,白芍30g。配合口炎清颗粒,每次3g,每日3次,口服。

3个月后经向患者本人电话随访,患者各关节疼痛较前好转。

按:年轻女性患者,以全身多关节疼痛为主,患者素体气血亏虚,又感受风寒湿之邪,痹阻经络,导致经络痹阻不通,气血运行不畅而出现全身关节疼痛,怕风怕冷,脉细。痹阻日久可有化热之象,故见患者舌苔黄腻,脉滑。综合分析,四诊合参,本病当属于中医学"痹证"范畴,证属"肝肾不足,寒湿痹阻",病位在肝肾,虚实夹杂,预后一般。治疗当以补益肝肾、散寒祛湿通络为主。药用羌活、防风、细辛散寒祛湿;穿山龙、徐长卿、土茯苓、威灵仙、忍冬藤祛湿通络;生黄芪、杜仲、桑寄生补益肝肾,抗邪外出;辅以僵蚕、川芎活血化瘀通络。患者三诊之时,正值经期,感关节不适感加重,胡荫奇遂以四物汤为主方而养血为要,血足则全身得以润养,诸病自除,更以黄连、苏梗调中焦脾胃而除湿,余药乃遵初诊方加减,续以补益肝肾、散寒通络为要。

(整理者:李光宇)

案二:关节风湿症

个人信息:孟某,女,63岁。医案编号:1011Q0213。

初诊日期:2013年12月24日。

主诉:周身关节反复疼痛半年余。

现病史:患者半年前无明显诱因出现周身多关节疼痛,于当地医院就诊,未明确诊断,予口服中成药、止痛药治疗,具体药物不详,治疗效果不佳,疼痛反复发作。现患者双手小关节、双腕关节、双肩关节、双膝关节疼痛,无明显肌肉疼痛,怕风怕冷,遇冷加重,饮食睡眠可,二便调。患者发病以来无发热,无皮疹,无雷诺现象。

检查:双手多个掌指关节、近指间关节、双腕关节、双肩关节、双膝关节轻压痛,双手皮温低,全身各关节无明显活动受限,双侧直腿抬高试验、"4"字试验均阴性,双下肢不肿。舌体瘦薄,舌淡红,苔白腻,脉滑细。

中医诊断:痹病,属肝肾不足、寒湿痹阻证。

西医诊断:关节风湿症。

治法:补益肝肾,祛风除湿,通络止痛。

方药:取胡荫奇自拟方。鹿衔草15g,老鹤草15g,鸡血藤30g,羌活10g,白芍30g,乌梢蛇10g,土茯苓15g,路路通10g,威灵仙30g,川芎10g,当归15g,穿山龙30g,生黄芪15g,白芷10g,鹿角胶12g(烊化)。14剂,水煎服,日1剂。配合风湿安颗粒,每次6g,每日3次,口服。完善相关检查,查风湿三项、ESR、血常规、生化全项、免疫球蛋白、补体、CCP、AKA、APF、抗核抗体谱。

二诊(2014年1月7日):患者各关节疼痛变化不明显,畏寒,汗出明显,饮食睡眠可,二便调。舌淡红,舌边齿痕,脉滑细。各项化验检查均未见异常。继予补益肝肾,通络止痛治疗。

处方:防己15g,忍冬藤30g,麻黄根15g,地骨皮15g,柏子仁10g,生黄芪30g,鹿衔草15g,鸡血藤30g,羌活10g,白芍30g,乌梢蛇10g,威灵仙30g,川芎10g,当归15g,穿山龙30g,白芷10g,鹿角胶12g(烊化)。14剂,水煎服,日1剂。配合风湿安颗粒,每次6g,每日3次,口服。

三诊(2014年1月21日):患者全身各关节疼痛较前略减轻,时有心慌,汗出。舌体胖,边有齿痕,舌苔白腻,脉弦细。

处方:红景天10g,麦冬20g,桂枝10g,麻黄根15g,防己10g,山慈菇10g,浮小麦30g,柏子仁10g,鹿角胶12g(烊化),鹿衔草15g,青风藤15g,葛根30g,生黄芪15g,防风10g,白术10g,当归15g。14剂,水煎服,日1剂。配合风湿安颗粒,每次6g,每日3次,口服。

四诊(2014年2月18日):患者各关节疼痛减轻明显,汗出减少,余无不适。舌边齿痕,苔黄厚腻,脉细。

处方:鹿衔草15g,鹿角胶10g(烊化),山慈菇10g,威灵仙30g,松节10g,忍冬藤45g,穿山龙30g,徐长卿15g,生黄芪15g,秦艽10g,生地30g,麦冬10g,豨莶草15g,老鹳草15g,乌梢蛇10g。14剂,水煎服,日1剂。配合风湿安颗粒,每次6g,每日3次,口服;痹琪胶囊,每次0.9g,每日3次,口服。

3个月后经向患者本人电话随访,患者目前坚持服药治疗,各关节疼痛较前好转。

按:本患者以关节疼痛为主,当属于中医"痹证"。患者素体亏虚,又感受风寒湿之邪,痹阻经络,经络痹阻,气血不通,不通则全身关节疼痛。怕风怕冷,乃肝肾不足,阳气亏虚之故。舌体瘦薄,舌淡红,苔白腻,脉滑细,乃正气不足,风寒湿之邪痹阻之象。四诊合参,经辨证患者当属于肝肾不足,风寒湿痹阻之证。故治疗当以补益肝肾,祛风散寒除湿,通络止痛为主。药用羌活、威灵仙、鹿衔草、白芷祛风散寒除湿,通络止痛;以老鹳草、穿山龙、路路通祛风湿止痛;以土茯苓祛湿通利关节;以生黄芪配鹿角胶益气温阳,而达扶正之功;以鸡血藤、白芍、川芎、当归养血活血止痛;久病入络,故以乌梢蛇通络止痛。二诊时,患者畏风寒、易汗出,乃气虚之故,故加大黄芪之量,又入麻黄根,共施益气止汗之功。三诊时,患者心慌汗出,故以红景天、麦冬、浮小麦、柏子仁养心敛汗,又以玉屏风散益气扶正。诸药以扶正为要,兼以祛风湿止痛,则诸症自愈。

(整理者:李光宇)

案三: 关节风湿症

个人信息: 徐某,男,29岁。医案编号:1011Q0268。

初诊日期: 2014年2月18日。

主诉: 双手小关节晨僵1年。

现病史: 患者1年前无明显诱因出现双手小关节晨僵,活动约半小时后可缓解,未系统诊疗。现患者双手小关节晨僵,无明显关节、肌肉疼痛,饮食睡眠可,二便调。患者发病以来无发热,无皮疹,无雷诺现象。

检查: 双手小关节无明显压痛,全身各关节、肌肉无疼痛,全身各关节无明显活动受限,双侧直腿抬高试验、"4"字试验均阴性,双下肢不肿。舌红苔黄腻,脉弦。

中医诊断: 痹病,属肝肾不足、湿热痹阻证。

西医诊断: 关节风湿症。

治法: 清热利湿,通络止痛。

方药: 取胡荫奇自拟方。羌活10g、土茯苓15g、穿山龙15g、徐长卿10g、桂枝10g、当归15g、豨莶草15g、威灵仙15g、忍冬藤30g、路路通10g。14剂,水煎服,日1剂。配合新癀片,每次0.96g,每天3次。完善相关检查,查风湿三项、ESR、血常规、生化全项、免疫球蛋白、补体、CCP、AKA、APF、抗核抗体谱。

二诊(2014年3月4日): 患者双手小关节晨僵变化不明显,余无不适,饮食睡眠可,二便调。舌淡红,苔白腻,脉弦滑。各项化验检查均未见异常。继予清热利湿,通络止痛治疗。

处方: 上方徐长卿加量至30g,加地龙10g、赤芍15g、太子参30g、乌蛇10g。14剂,水煎服,日1剂。配合湿热痹颗粒,口服,每次5g,每天3次。

三诊(2014年3月25日): 患者双手小关节晨僵较前略减轻。舌嫩红,苔白腻,脉弦。治以补益肝肾,清热利湿,通络止痛。

处方: 生杜仲15g、川牛膝15g、桑寄生15g、鸡血藤30g、伸筋草10g、天麻15g、玫瑰花10g、白及15g、太子参15g、徐长卿15g、穿山龙30g、当归10g、白芍

138

30g,威灵仙30g,乌蛇10g,桂枝10g。14剂,水煎服,日1剂。配合新癀片,每次1.28g,每天3次。

四诊(2014年4月8日):患者双手小关节晨僵减轻明显,余无不适。舌体胖大而厚,苔白腻滑,脉弦。

处方:上方减白及、穿山龙、当归,加羌活10g、路路通10g、豨莶草15g。14剂,水煎服,日1剂。

五诊(2014年4月22日):患者病情好转。舌红胖大,苔白腻,脉弦。治以补益肝肾,清热利湿,通络止痛。继服上方14剂,水煎服,日1剂。

3个月后经向患者本人电话随访,患者目前坚持服药治疗,双手晨僵较前好转。

按:患者以双手小关节晨僵为主症,当属中医"痹病"范畴。患者素体肝肾不足,加之饮食起居不慎,感受湿热邪气,痹阻经络,故可见双手小关节晨僵。舌嫩红,苔白腻,脉弦而缓亦为肝肾不足,湿热痹阻之征。治以补益肝肾,清热利湿,通络止痛之法。方中伸筋草、威灵仙、天麻、乌蛇、地龙、徐长卿、路路通、豨莶草、穿山龙、忍冬藤通络止痛;川牛膝、桑寄生、生杜仲补益肝肾,健筋骨;土茯苓、玫瑰花清热利湿通络;羌活、桂枝舒筋活络,当归、白芍、赤芍、鸡血藤、太子参滋养阴血,以防温燥太过。诸药共奏补益肝肾、清热利湿通络之功。

(整理者:李光宇)

案四:关节风湿症

个人信息:黄某,女,45岁。病案编号:20070083。

初诊日期:2007年3月7日。

主诉:双膝、肩关节疼痛发凉5年余。

现病史:患者于5年前因受凉后出现双膝关节疼痛,时有双肩部疼痛,呈游走性。

检查:舌淡红,苔白厚腻,脉沉滑。双肩、膝关节压痛,局部皮色不红,皮温不高。双肩、膝关节运动正常。

中医诊断:痹病,属寒湿痹阻证。

西医诊断:关节风湿症。

治法:祛寒化湿。

方药:当归10g,生黄芪10g,鹿角镑10g,桑寄生15g,川断10g,蜂房块10g,乌梢蛇10g,黄柏10g,泽泻10g,车前子(包)10g。14剂,水煎服,日1剂,分2次服。

二诊(2007年3月21日):患者病情好转。双膝关节疼痛,时有双肩部疼痛,呈游走性。

检查: 舌淡红, 苔白厚腻, 脉沉滑。双肩、膝关节压痛, 局部皮色不红, 皮温不高。双肩、膝关节运动正常。

方药: 当归10g, 生黄芪10g, 鹿角镑10g, 桑寄生15g, 川断10g, 蜂房块10g, 乌梢蛇10g, 黄柏10g, 泽泻10g, 车前子(包)10g, 漏芦10g, 鹿衔草10g。14剂, 水煎服, 日1剂, 分2次服。

三诊(2007年4月4日): 患者病情好转。双膝关节疼痛减轻, 时有双肩部疼痛, 呈游走性。

检查: 舌淡红, 苔黄厚腻, 脉沉滑。双肩、膝关节压痛减轻, 局部皮色不红, 皮温不高。双肩、膝关节运动正常。

方药: 薏苡仁20g, 茯苓15g, 木瓜10g, 细辛3g, 当归10g, 生黄芪10g, 鹿角镑10g, 川断10g, 蜂房块10g, 乌梢蛇10g, 黄柏10g, 泽泻10g, 鹿衔草10g, 漏芦10g。14剂, 水煎服, 日1剂, 分2次服。

四诊(2007年4月18日): 患者病情好转。双膝关节疼痛逐渐减轻, 时有双肩部疼痛, 呈游走性。

检查: 舌淡红, 苔白腻, 脉沉滑。双肩、膝关节压痛减轻, 局部皮色不红, 皮温不高。双肩、膝关节运动正常。

方药: 薏苡仁20g, 生黄芪10g, 鹿角镑10g, 桑寄生15g, 川断10g, 黄柏10g, 泽泻10g, 漏芦10g, 鹿衔草10g, 巴戟天10g, 茯苓15g, 木瓜20g。14剂, 水煎服, 日1剂, 分2次服。

五诊(2007年5月9日): 患者病情好转。双膝关节疼痛明显减轻, 时有双肩部疼痛, 较前减轻。

检查: 舌淡红, 苔薄黄, 脉沉。双肩、膝关节压痛基本消失, 双肩、膝关节运动正常。

方药: 茯苓15g, 木瓜20g, 细辛3g, 薏苡仁20g, 当归10g, 生黄芪10g, 鹿角镑10g, 桑寄生15g, 川断10g, 黄柏10g, 泽泻10g, 漏芦10g, 鹿衔草10g, 巴戟天10g, 川牛膝10g, 炒白术10g。14剂, 水煎服, 日1剂, 分2次服。

3个月后经向患者本人电话随访, 病情平稳, 患者正常工作生活。

按: 关节风湿症是由寒湿之气交乘, 营卫不利, 寒湿袭虚, 筋脉不利, 则脚膝疼痛, 行走艰难。湿者势轻宜燥、势重宜利, 寒者非辛温不足以释。故以淫羊藿、巴戟天、细辛等温肾祛寒, 川断、寄生、鹿衔草等补肝肾强筋骨, 两者兼理湿之源, 车前子、泽泻等利水以渗湿, 鹿角镑、乌蛇、蜂房等通络止痛, 苍术、黄柏意在于强脾燥宫中之湿, 而当归、生黄芪等养血荣筋亦可壮中气以托邪。邪祛痛减即以补肾温阳、和血养筋为主。如此寒湿外散, 营血自充, 筋脉融合则脚膝疼痛自除, 劳作行走无不轻便矣。

(整理者: 李征)

140

案五: 脊柱关节病

个人信息: 刘某,男,31岁。医案编号: 1011Q0243。

初诊日期: 2013年3月5日。

主诉: 腰骶部发僵,麻木伴臀部疼痛3年,加重1周。

现病史: 患者3年前无明显诱因出现腰骶部发僵,麻木,伴臀部疼痛。于当地医院保守治疗(具体不详),卧床休息后症状加重。2012年7月口服中药治疗(成分不详),症状减轻。2013年初感冒后,自服感叹号(复方氨酚烷胺片)1个月,之后腰骶部僵痛症状迅速加重,出现双膝关节沉重,肿痛,腰部、双髋关节、双肩部、双肘部、背部疼痛,腰部活动受限。1周前吹空调后出现双手近指关节发热、胀痛,时有烧心,便后腹痛,无反酸,无腹胀,眠差,入睡困难,多梦盗汗。查骶髂关节CT示骶髂关节退行性改变; HLA-B27(-); ESR 6mm/h;肝肾功、血常规、CRP未见异常。

检查: 颈椎前屈45°,后伸45°,左旋60°,右旋60°,左侧屈15°,右侧屈15°;腰椎前屈85°,后伸35°,侧屈35°;胸腰椎棘突无压痛,无叩击痛、放射痛;枕-墙距2cm,指-地距3cm;双侧"4"字试验(+),骨盆挤压试验(+),胸廓活动度4cm。舌红,边有齿痕,苔黄,脉沉弦细。

中医诊断: 痹病,属肝肾不足、痰瘀痹阻证。

西医诊断: 脊柱关节病。

治法: 补益肝肾,化痰通络。

方药: 取胡荫奇自拟方。葛根30g,鸡血藤45g,蜈蚣3g,白芍30g,僵蚕10g,威灵仙30g,延胡索10g,檀香10g,乌药10g,伸筋草10g,穿山龙15g,徐长卿15g,木瓜10g,杜仲15g。14剂,水煎服,日1剂。配合风湿祛痛胶囊,口服,每次1.2g,每日3次。

二诊(2013年8月20日): 患者腰骶部僵硬、麻木略减轻,自述服上方后腹胀,饮食可,眠欠安,二便调。舌红,边有齿痕,脉弦滑细。继予补益肝肾,通络止痛治疗。

处方: 酸枣仁30g,五味子10g,杜仲15g,桑寄生15g,鸡血藤30g,伸筋草15g,乌药10g,陈皮10g,狗脊15g,淫羊藿10g,延胡索10g,蜈蚣3g,白芍30g,檀香10g,路路通10g,木瓜10g。14剂,水煎服,日1剂。配合风湿祛痛胶囊,口服,每次1.2g,每日3次。

三诊(2013年12月3日): 患者症状缓解不明显。舌淡黯,苔薄黄,脉细。治以补益肝肾,通络止痛。

处方: 羌活10g,葛根30g,狗脊15g,蜈蚣2g,珍珠母30g,地骨皮15g,秦艽10g,酸枣仁30g,川芎10g,延胡索15g,檀香10g,柴胡10g,知母10g,黄连3g。14

剂,水煎服,日1剂。配合风湿祛痛胶囊,口服,每次1.2g,每日3次;四妙丸,口服,每次6g,每日2次。

四诊(2014年1月8日):患者腰骶部僵硬、麻木及膝关节疼痛减轻明显,余无不适。舌淡黯,苔薄黄,脉细。继服上方14剂,水煎服,日1剂。

3个月后经向患者本人电话随访,患者目前坚持服药治疗,病情较前好转。

按:患者青年男性,以腰骶部、膝关节疼痛僵硬为主,当属中医学"痹病"范畴。患者先天禀赋不足,肝肾亏虚,外邪乘虚而入,阻于经脉,影响气血运行,经脉闭阻不通,不通则痛,故出现腰骶部、膝关节疼痛;正气不足,卫外不固,可见怕风怕冷;痰湿困脾,故眠差多梦;脾气不足,运化失司,故大便稀;气滞不通故脉弦,肝肾不足则脉沉,血流不畅则脉细。经脉痹阻日久,痰瘀互结,留恋不去,故病情反复,缠绵不愈。患者舌红边有齿痕,苔黄,脉弦沉细,正是肝肾不足、痰瘀痹阻的表现。本病病位在肝肾,虚实夹杂,以虚为主。治疗上当以补益肝肾、化痰通络止痛为主。首诊方中以杜仲补益肝肾;白芍配鸡血藤活血,同时又兼养血扶正之能;以蜈蚣、僵蚕入络止痛,而合久病入络之机;以葛根舒筋活络;以伸筋草、穿山龙、徐长卿、威灵仙祛风湿止痛;延胡索、檀香、乌药行气止痛;木瓜祛湿通络;二三诊时加珍珠母、酸枣仁安身助眠,佐以知母、黄连以防温燥。诸药合用,标本兼治。

(整理者:李光宇)

案六:肩周炎

个人信息:平某,男,47岁。医案编号:1011Q0320。

初诊日期:2014年4月16日。

主诉:左肩关节疼痛伴活动后弹响半年。

现病史:左肩关节提重物后稍有疼痛,抬举及活动受限,畏风怕凉,口干,不易汗出,纳寐可,二便调。

检查:舌黯红,苔白腻,脉弦。

中医诊断:痹病,属肝肾不足、寒湿痹阻证。

西医诊断:肩周炎。

治法:散寒利湿通络。

方药:当归15g,白芍30g,鸡血藤30g,姜黄15g,海桐皮15g,皂角刺10g,路路通10g,川芎10g,羌活10g,穿山龙15g,徐长卿15g,桂枝10g,石斛20g。连服7天,水煎服,日1剂。嘱加强抬举锻炼。

二诊(2014年4月23日):药后自觉疼痛明显好转,肩关节僵硬感减轻,仍觉畏风寒,周身时有乏力困重感,纳寐可,大便稀,不成形,日2~4行,小便可。

处方：前方加土茯苓30g、乌蛇10g、苦参10g。继服7剂。

三诊（2014年4月30日）：现左肩关节活动后有弹响声，疼痛已不显著，活动受限较前已有好转。自觉腰膝酸软乏力，纳可，多梦，二便调。

处方：上方去苦参、皂角刺，加川断15g、鬼箭羽10g、生杜仲15g、伸筋草10g。继服30剂。

此后随访，关节疼痛改善，活动较前亦有好转。

按：患者以"左肩关节疼痛伴活动后弹响半年"为主症，故辨证属中医"痹病"范畴。患者肝肾不足，筋骨失养，故见关节疼痛、活动受限、活动弹响。经云："邪之所凑，其气必虚。"患者起居不节，劳累无度，劳则耗气，正虚于内，感邪于外，风寒湿三气杂至，痹阻于肩部筋络关节，壅滞气血，不通则痛，故见疼痛、怕凉。加之湿性黏腻重浊，故病久缠绵，不易好转。患者舌黯红，苔白腻，脉弦，综合舌脉，四诊合参，证属肝肾不足，寒湿痹阻证。治宜补益肝肾、散寒利湿通络为主，本着"急则治其标，缓则治其本"为原则，治宜散寒利湿通络为主。方用姜黄辛散苦燥温通，外散风寒湿邪，内行气血，通经止痛，尤长于行肢臂而除痹痛，配伍羌活、海桐皮、当归、芍药祛风利湿、舒筋活络，如《妇人大全良方》卷三之五痹汤，专用于治疗肩臂痛。又予鸡血藤、徐长卿、路路通、桂枝、穿山龙祛风除湿、舒筋通络，皂角刺搜风软坚，川芎上利头目，下行血海，活血化瘀。诸药合用，可有较好的化瘀除湿、疏通经络之效。

（整理者：王宏莉）

案七：雷诺综合征

个人信息：徐某，女，28岁。医案编号：20140608023。

初诊日期：2001年11月14日。

主诉：双手雷诺现象1年。

现病史：患者于2000年因受寒后出现双手遇寒后变白变紫。于当地医院查ANA阳性，诊断为结缔组织病。给予纷乐口服，症状缓解不明显，患者因惧怕药物副作用，自停服用。而求治于中医。现症：双手雷诺现象，遇寒及情绪紧张时明显。时有多个近端指间关节疼痛，遇寒后明显。平素畏寒喜暖。纳差，不思饮食。寐可，小便调，大便质稀，日行2~3次。

检查：左手第2近端指间关节轻度肿胀，压痛。舌淡红，苔薄白，脉沉细。

中医诊断：痹病，属脾肾阳虚证。

西医诊断：雷诺综合征。

治法：温补脾肾，活血通络。

方药：桂枝10g，肉桂3g，干姜10g，姜黄10g，白芥子6g，细辛3g，鸡血藤30g，路路通10g，伸筋草15g，川芎10g，党参15g，白术10g，茯苓15g，黄精15g，三七粉3g（冲服）。7剂，水煎服，日1剂。

二诊（2001年11月21日）：双手仍有雷诺现象，关节疼痛减轻。晨僵，活动或热敷后缓解。畏寒减轻。纳寐可，小便调，大便仍稀，日行1~2次。查：各关节不肿。双手雷诺现象。舌淡红，苔薄白，脉沉细。

方药：肉桂3g，干姜10g，姜黄10g，白芥子6g，细辛3g，鸡血藤30g，路路通10g，伸筋草15g，川芎10g，党参15g，白术10g，茯苓15g，三七粉3g（冲服），莪术10g，僵蚕10g，桂枝10g。7剂，水煎服，日1剂。

三诊（2001年11月28日）：关节疼痛不显。双手雷诺现象，但较以前发作减少。畏寒减轻。纳寐可，二便调。查：各关节不肿，冷水未引出雷诺现象。舌淡红，苔薄白，脉沉细。

方药：肉桂3g，干姜10g，姜黄10g，白芥子6g，鸡血藤30g，路路通10g，伸筋草15g，川芎10g，党参15g，白术10g，茯苓15g，三七粉3g（冲服），莪术10g，僵蚕10g，桂枝10g。14剂，水煎服，日1剂。

四诊（2001年12月12日）：现值寒冬，自觉遇寒后雷诺现象发作次数较以前减少，程度减轻。各关节不痛。纳寐可，二便调。查：各关节不肿，双手指末端皮色稍黯，未引出雷诺现象。舌淡红，苔薄白，脉沉细。

方药：肉桂3g，干姜10g，姜黄10g，白芥子6g，鸡血藤30g，路路通10g，伸筋草15g，川芎10g，党参15g，白术10g，茯苓15g，三七粉3g（冲服），莪术10g，僵蚕10g，桂枝10g，熟地15g。14剂，水煎服，日1剂。

服药后症状明显好转。病情稳定。

按：本案乃雷诺氏病治验。对于本病，胡荫奇认为多从阳虚寒凝血瘀辨证。其发病根本在于脾肾阳虚，遇风寒外感后，内寒与外寒相合，痹阻局部经脉气血，血行凝滞而发病。治疗上建议温阳通经活血。常选用党参、附子、肉桂、干姜、狗脊、淫羊藿、细辛等以温阳；桂枝、鸡血藤、川芎、路路通等温经活血。严重者可加僵蚕、蜈蚣等虫类药物以入络搜邪。另外，方中常加用生地、熟地等滋阴之品以防温燥太过。

（整理者：刘燊仡）

案八：血管炎

个人信息：崔某，女，36岁。医案编号：1011Q0117。

初诊日期：2012年10月23日。

主诉：双足部皮肤弥漫性瘀斑伴疼痛4年。

现病史：双足部皮肤弥漫性瘀斑，伴有疼痛，肢端皮肤溃疡，有少量澄清液体渗出。自觉周身乏力明显,活动后少量汗出,无明显发热。纳眠可,二便调。

检查:舌红,苔黄腻,脉滑细。双下肢从足尖至足踝处弥漫性瘀斑,颜色紫黯,伴有压痛,表面皮温正常,皮肤表面多处溃疡,有少量澄清液体渗出,皮肤失去弹性变硬。

中医诊断:痹病,属湿热蕴毒证。

西医诊断:血管炎。

治法:清热利湿,解毒通络。

方药:自拟方,取四妙勇安汤之意加减。生石膏30g,生黄芪15g,白芷15g,金银花30g,玄参30g,当归15g,天花粉20g,土茯苓30g,虎杖15g,连翘15g,山栀15g,白及10g,皂角刺10g,车前子10g(包煎),地丁30g,延胡索15g,三七粉3g,半枝莲10g,丹参15g。水煎服,日1剂,连服14天。

二诊(2012年11月7日):服药后症状减轻,双下肢溃疡较前渐愈合,创面处干燥无明显渗出。皮肤仍紫黯瘀斑,疼痛减轻。纳可,眠可,二便调。

处方:生黄芪30g,白芷15g,金银花30g,玄参30g,当归15g,天花粉20g,土茯苓30g,虎杖15g,连翘15g,山栀15g,白及10g,皂角刺10g,车前子(包)10g,地丁30g,生石膏30g,延胡索15g,三七粉3g,半枝莲10g,丹参15g,紫草6g,白花蛇舌草10g,猪苓15g。连服30剂。

西药:醋酸泼尼松片,口服,每次10mg,每日1次。

三诊(2012年12月8日):药后双足部弥漫性瘀斑较前好转,溃疡面减少,趋向愈合,未见明显渗出,纳可,寐可,二便调。

处方:连翘10g,金银花15g,紫草6g,生黄芪15g,地丁15g,川牛膝10g,泽兰10g,丹参10g,皂角刺10g,天花粉15g,土茯苓15g,虎杖10g,猪苓30g,三七粉3g,香附10g。继服14剂。

西药继服醋酸泼尼松片,每次10mg,每日1次。

四诊(2012年12月22日):双足部皮肤疼痛较前减轻,肤色仍紫黯,未见新鲜出血。原溃疡面已愈合,皮肤表面干燥无渗出,纳可,寐可,二便调。

处方:土茯苓15g,徐长卿15g,穿山龙15g,忍冬藤30g,天麻15g,当归10g,三七粉3g,皂角刺10g,川牛膝10g,生黄芪15g,连翘10g,泽兰10g,延胡索10g,车前子(包)10g,地丁15g,玄参30g。继服30剂。继服醋酸泼尼松片,每次10mg,每日1次。

五诊(2013年1月26日):患者诉自觉双足瘀斑较前明显好转,颜色变淡,无溃疡。双足遇冷后麻木,遇热后皮肤瘙痒。近几日上下楼,或久坐站起时全身关节疼痛,易疲乏,怕冷。食可,眠可,二便调。

处方:徐长卿15g,穿山龙30g,忍冬藤30g,天麻15g,当归10g,三七粉3g,皂角刺10g,川牛膝10g,生黄芪15g,连翘10g,泽兰10g,延胡索10g,地丁15g,玄参30g,莪术10g,乌梢蛇10g,天花粉15g,土茯苓15g。嘱继服3个月余,此后随访下肢皮肤无溃疡,肢端稍有发凉。

按:患者青年女性,平素起居饮食不节,不慎外感风湿热邪,痹阻经络,气血运行不畅,不通则痛,故见肢端皮肤处疼痛。经络痹阻,气血无以濡养肢端,故见肢端皮肤多处溃疡伴渗液。经络痹阻日久郁而化热,化生热毒,热盛动血,迫血妄行,血溢脉外则为瘀血,故见下肢皮肤紫黯,瘀斑。故辨证为热毒痹阻证。综合舌脉,四诊合参,患者舌红,苔黄腻,脉滑细也是热毒痹阻证的外在表象。本案辨证属于湿热蕴毒之证。治疗应以清热利湿解毒,活血化瘀通络为原则。药用四妙勇安汤加减治宜益气养阴、活血化瘀。予连翘、栀子、蒲公英清热解毒,土茯苓、虎杖、车前子、猪苓、泽兰清热利湿,天花粉清热养阴。胡荫奇认为白及、生石膏具有清热止血,收敛生肌作用,皂角刺、白芷具有消肿排脓作用,生黄芪既可益气又可托毒排脓、生肌,共同用于治疗溃疡出血效果极佳。又予三七粉、丹参活血散瘀、消肿止痛。半枝莲、蛇舌草具有清热解毒功效,是抗肿瘤常用药对,现代药理研究认为其还具有调节免疫活性,促进细胞免疫的作用。

(整理者:王宏莉)

案九: 皮肤型变应性血管炎

个人信息: 龚某,男,28岁。

初诊日期: 2012年10月9日。

主诉: 双下肢溃疡反复发作2年余。

现病史: 双下肢胀痛,双小腿泛发紫癜样皮疹,汗出较多,无发热,纳眠可,二便调。

检查: 舌嫩红,苔黄腻,脉弦细。双下肢色紫黯,散发溃疡,多处结痂,局部皮温稍高,无分泌物。

中医诊断: 痹病,属热毒瘀阻证。

西医诊断: 皮肤型变应性血管炎。

治法: 清热解毒,破瘀通络。

方药: 三棱10g,莪术10g,蒲公英30g,连翘15g,炒山栀15g,金银花30g,赤芍15g,炙鳖甲(先煎)30g,夏枯草15g,玄参30g,虎杖15g,当归尾15g,玫瑰花15g,白芷10g,猪苓30g,川牛膝10g。每日1剂。

二诊(2012年10月23):服药14剂,双下肢疼痛减轻,双小腿皮疹减少,溃疡减少,结痂增多,局部皮温稍高,无分泌物,汗多较多,舌淡苔薄白,脉弦滑。

遂于前方去当归尾,加当归15g、生黄芪15g、太子参15g、漏芦10g、制首乌15g、泽兰10g。每日1剂。

三诊(2012年11月6日):服药14剂,双下肢疼痛缓解,但局部触痛感,长时间站立后双下肢酸痛不适,散发少量皮疹,无溃疡,结痂增多,易汗出,舌淡红,边有齿痕,苔白腻,脉弦。

中药前方去金银花、夏枯草、玄参、当归、玫瑰花,加苦参15g、生地45g。

患者以前方加减巩固治疗2个月,诸症缓解。

按:皮肤型变应性血管炎以双下肢皮疹、溃疡、脓疱、结痂为主症,主要由先天禀赋或后天失养,引起气血阴阳不足,风寒湿热之邪乘虚而入,致使气血亏虚,瘀血痹阻,脉络运行不畅,气血不能达于四肢而发病。故治当祛邪破瘀为主。予清热解毒、破血逐瘀兼行气散结、利湿通络中药汤剂口服,则热清瘀祛,湿除络通而诸症缓解。

(整理者:杨丹)

案十: 白塞综合征

个人信息:杜某,女,33岁。

初诊日期:2012年8月28日。

主诉:口腔溃疡、外阴溃疡反复发作1年余。

现病史:患者2012年3月于北京某三甲医院就诊,诊断为白塞综合征,曾服白芍总苷胶囊,效果不佳。自诉外阴溃疡已愈,留有瘢痕,时有疼痛不适,腰骶部疼痛较明显。

检查:舌黯红,苔薄黄,脉弦细。舌缘、颊部散发溃疡,疼痛明显,底部黄色覆盖物,边缘清楚,周身无结节红斑,无视物模糊。

中医诊断:痹病,属湿热痹阻证。

西医诊断:白塞综合征。

治法:清热除湿,解毒养阴。

方药:黄连3g,青蒿15g,黄芩15g,黄柏15g,知母15g,麦冬10g,天花粉20g,川牛膝15g,生石膏30g,生地30g,熟地30g,萆薢20g,车前子10g,金银花15g,炒栀子15g,生甘草15g。每日1剂。

二诊(2012年9月11日):服药14剂,口腔溃疡已愈,服药近1周时出现肛周溃疡,现已愈,腰骶部酸痛不适,舌黯红,苔薄黄,脉弦。

处方:前方加菟丝子10g、穿山龙30g、六一散10g(包)。每日1剂。

三诊(2012年9月25日):服药14剂,口腔溃疡、外阴溃疡、肛周溃疡未再发,腰骶部无明显疼痛不适,舌黯红,苔薄白,脉弦。

处方:前方减生石膏、天花粉,加薄荷6g。继服14剂,以巩固治疗。

按: 白塞综合征属系统性血管炎之小血管病变, 主要表现为口、眼、生殖器溃疡及皮肤损害, 主要由肝、脾、肾三脏功能失调, 复感外邪, 以致湿热交阻, 气血瘀滞而成。邪热上灼于口则见口舌溃烂, 下蚀于阴则阴溃肛蚀, 痹阻经络则见关节疼痛。故治疗当清热除湿, 解毒养阴。予清热解毒、除湿养阴、通络止痛中药内服, 热清、湿除、络通而疾病向愈。

（整理者：杨丹）

附: 试论疾病传变的理论

胡荫奇

中医学在其发展过程中，总结出一整套对疾病发展规律的认识，这就是病传理论。它包括病传的概念、病传的形式、病传的物质基础及理论基础、影响病传的因素等多方面的内容。在我国现存的最早医书《黄帝内经》中就有很多记载。汉代张仲景丰富发展了六经传变的理论。至清代叶天士、吴鞠通又补其未备，确立温病的卫气营血、三焦传变之说。这样，对内伤杂病和外感热病的传变规律认识才逐渐系统完备起来。本文试图对这一理论加以归纳分析，不妥之处，请同道指正。

一、病传概念

一般认为，传是指病情循着一定的趋向发展，变是指病情在某些条件下症状、部位、性质的改变。疾病的变化是有规律可循的。病传理论是对疾病发展变化一般规律的概括和总结。众所周知，疾病不外内伤和外感两大类，其病因病机不同，故传变亦有所区别。外感病的传变一般指六经传变、卫气营血传变、三焦传变；内伤杂病的传变指经络脏腑的经络间传变、经络脏腑表里传变及脏腑间"生克制化"传变。当然，这不是绝对的。六经传变、三焦传变中也包含了部分杂病的内容。

二、病传形式

六经传变规律是依六经含义及各经特点，结合临床实践，从各病相同的证候、相同的传变，以及不同的证候、不同传变中总结出来的。六经传变之序与阴阳气多少有关。《素问·至真要大论》云："阳明何谓也？岐伯曰：两阳合明也。""厥阴何也？岐伯曰：两阴交尽也。"高士宗《素问直解》释云："有少阳之阳，太阳之阳，两阳相合而明，则中有阳明也。""有太阴之阴，少阴之阴，两阴交尽，故曰厥阴。"指出阳明在太阳、少阳之间，厥阴在太阴、少阴之后。说明六经传变之序是太阳、阳明、少阳、太阴、少阴、厥阴。如风寒初客于表，出现恶寒、发热，头项强痛，脉浮等太阳经表不利、营卫失和的证候，便是太阳病。若邪气入里，出现但热不寒，口渴汗出，甚而腹满疼痛拒按，大便燥结不下等胃肠燥热实证，便是阳明病。若邪正交争在半表半里，出现寒热往来，胸胁苦满，口苦咽干目眩，神清默默不欲饮食等，便是少阳病。以上三阳经病表现为功能亢奋，病变部位在表在经在腑，其病变性质以热证实证为主，邪气虽盛，正气不衰。若病入三阴，则说明功能衰减，抗邪无力，寒邪入里而病在脏，表现为阳虚阴盛的虚寒证。脾阳虚衰，寒湿内困，见吐利、腹满疼痛、喜温喜按等，是为太阴病。若为心肾阳虚，阴寒内盛，见手足厥冷、下利清谷、精神萎靡、昏沉欲寐、脉微细等，是为少阴病。厥阴病以肝肾阳衰而又有阳气来复的寒热错杂证为主，出现消渴、气上撞心、心中疼热、饥而不欲食、呕吐、吐蛔、下利等。六经病证标志着伤寒病变过程中6个不同而又相互联系的6个阶段；同时，体现了六经分阴阳，阴阳又统摄表里寒热虚实的六经与八纲的内在联系；反映了病势轻重的一般趋势，既有由表入里、由阳入阴的病进情况，也有由里出表、由阴出阳的病退转机。如果太阳不解转属少阳或阳明，或因误治，由三阳经转入三阴经等皆为由浅入深，为病进之候。然而，证有异同，发有缓急，有进行不已者，有待期而愈者，具体到每一病作为一个特殊矛盾，又都有各自特殊的病程，不一定按六经之序刻板地传变。判断六经是否传变应以脉证变化为依据。"邪之中人，或中于阴，或中于阳，上下左右，无有恒常"（《灵枢·邪气脏腑病形》）。如果用机械的观点体会六经传变，就失去了六经的全面性和机动性。

温病中卫气营血的传变有顺逆之分。叶天士在《温热论》中指出"大凡看法，卫之后方言气，营之后方言血"的顺序，反映了温邪由表入里、由外而内、由浅入深、由实而虚的顺传演变过程。反之，肺卫受邪不能外解，而径自陷心包，此时病情急剧转变，病势凶险，是谓逆传，即在邪盛正衰情况下，由卫分直入营血的传变。"温邪上受，首先犯肺，逆传心包"是也。据研究认为，顺传、逆传的区别主要表现在临床过程的渐进性和暴发性上，其内脏病变的本质似无显著差异。也就是说，在逆传病例中见到的病变，在顺传时也可以见到，此与临床观察是一致的。

卫气营血的传变规律代表着邪热深入及津液耗伤的程度，揭示了温邪进犯部位与证候变化的关系。卫分，病位在皮毛和肺，邪热轻浅，津液耗伤亦微。气分，病位在肺、胸膈、胃、肠等，见证繁杂，热势高，津液耗伤重，是邪盛正不衰阶段。营分，病位在心和包络，身热夜重，心烦不寐或见谵语，舌质红绛。血分，是温热病深重阶段，病位以肝肾为主。伤及肝常见出血或见动风；伤及肾液则见亡阴失水之证；或阴虚则暮热，肾虚心火不降，见夜热早凉，烦躁不眠，舌红少苔，脉细数。在临床上，由于病邪种类及轻重差异，患者体质强弱的不同,温病不出现卫气营血全程传变者,亦屡见不鲜。有初起邪在卫分,治后即愈,不复传里的,起病也有不从卫分而直中气分或营血的;还有卫气同病、营卫合邪的,气血两燔的;更有先见营血之证,转出气分,未得清解,又复陷于营血的;等等。例如春温、暑温、伏暑等病,与有较明显的卫气营血传变的风温不同。至于湿温,"所感之气最杂,湿多热多,治法迥异,化热化燥,传变无定"。王孟英《温热经纬》说:"若伏气温病,自里出表,乃先从血分,而后达于气分……正如抽丝剥茧,层出不穷,不比外感温邪,由卫及气自营而血也。秋月伏暑症,轻浅者邪伏募原,深沉者亦多如此。苟阅历不多,未必知其曲折乃尔也。"一语道出了温病传变的复杂性。

　　吴鞠通在叶氏《温热论》的基础上,阐述了三焦所属脏腑的病理变化,并以其概括证型,辨其传变。所谓:"温病自口鼻而入,自上而下,鼻通于肺,始于手太阴。上焦病不治,则传中焦,脾与胃也;中焦病不治,则传下焦,肝与肾也。"提出了三焦论治法则及传变规律,丰富了病传理论的内容。一般来说,温病病邪不外温热、湿温两大类。以温热而论,上焦病邪,有向外发越之机转,治有辛凉解肌法,只有微似汗出,不可过汗伤津。上焦不愈,延及中、下二焦。中焦温病主要是阳明经、府之证,治宜亟清里热,参以护阴存津;里结阳明,除苦寒通降法外,尚有攻下变通之法,五承气汤即为通便结、彻邪热而设的良方。如热迫营血,又当清营凉血论治。若邪热久羁,无不损及肝肾之阴,而步入下焦范围。下焦温病是邪留正衰或邪未尽去,肝肾之阴衰竭不继之证。咸寒复阴乃救治下焦主法,复脉汤、大小定风珠为常用方。如舌蹇、痉厥等手少阴证未罢,也须先用牛黄丸、紫雪丹之属亟清心包之邪热,继以大队养肝肾之阴药物善其后。湿热之邪为病就与温热有所不同,湿为阴邪,其性重浊,易伤阳气,常留连卫气之间,沿上、中、下三焦部位而成规律,形成湿温病的三个阶段。上焦湿热,常见一身重痛,首如裹,神识呆滞,嗜睡少言笑,苔白脉濡,肠鸣便不爽,不思饮食等。不愈,传至中焦,以伤脾胃病变为主,见胸脘痞闷不饥,午后热甚,腹泻便溏,小便短少,苔腻脉濡;或咳痰,神昏及身出白㾦等。中焦湿热传变又有三途:①湿热从阳化热,转属温热病气分证或营血证;②从阴化寒,发展成中焦寒湿证;③仍以湿热特点传入下焦。下焦湿热病位在大肠或膀胱。湿滞大肠,见大便黏滞不畅,少腹结满,苔灰腻,脉濡;湿滞膀胱,见小便不利或不通,头胀昏沉,脘腹痞闷,苔灰白黄腻,脉濡。以外,湿热尚有一种蔓延三焦的传变形式,即"弥漫三焦,上蒙清窍,内蒙膻中"。

　　经络脏腑传变基本上概括了内伤杂病发展变化的一般规律。它包括经络之间、经络与脏腑之间、脏腑相互之间的多种传变形式。某经受邪可以直接影响表里相合之经,或影响相联的其他各经,也可以由经脉传至腑至脏,腑病可以及脏,脏病也可以及腑,诸病以次相传,由此及彼,由表及里。正如《素问·缪刺论》所云:"夫邪之客于形也,必先舍于皮毛,留而不去入舍于孙脉,留而不去入舍于络脉,留而不去入舍于经脉,内连五脏,散于肠胃,阴阳俱感,五脏乃伤。此邪之从皮毛而入,极于五脏之次也。"五脏相通,移皆有次,脏腑间"亢则害,承乃制"。外邪侵入脏腑后,根据五行生克关系相互影响。"五脏受气于其所生,传之于其所胜。气舍于其所生,死于其所不胜。病之且死,必先传行至其所不胜,病乃死。""故病有五,五五二十五变,乃其传化。"这是以五行生克乘侮关系指导得出的五脏传变规律。当然其传化也有不以次者。《素问·气厥论》也列举了五脏移热不以次相传的情况,如"胞移热于膀胱,则癃溺血……小肠移热于大肠,为虑瘕、为沉"。

传变时间上,"有缓传者,有急传者。缓者或一岁、二岁、三岁而死,其次或三月若二月死;急者或一日、二日、三日、四日或五六日而死,则其类也"(《素问·玉机真脏论》王冰注)。由此可见,疾病传变有常有变,必须避免刻舟求剑,将一般规律视为死的教条。凡被传之脏腑往往都是由于正气已虚弱的缘故,这是传变必须遵循的法则。《内经》云:"传,乘之名也。"即是此义。

三、病传的理论

中医学的疾病传变理论与其他理论是有机联系的。它以"整体观"为出发点,从整体观念出发,既看到人体各部联系的整体性,又看到人与外界的关系;既看到生理状态的整体性,又看到病理状态下的整体性。以整体观认识疾病,既看到疾病过程的整体性,又看到了整体疾病在局部的反映。只有有了整体观,才有疾病传变可言。疾病各阶段的传变,只不过是在整个机体内部病机、病证的演变而已。疾病的传变又是正邪斗争的结果。"邪之所凑,其气必虚。""正气存内,邪不可干。""若五脏元真通畅,人即安和。""不遗形体有衰,病则无由入其腠理。"正气若相对虚弱,邪气侵入,导致脏腑气血功能失调,病由此而生矣。显而易见,疾病的发生、发展、变化、转归如何,取决于正邪双方力量的对比、消长进退,特别是正气的存亡。如正胜邪退,疾病就趋向好转或痊愈;若正不胜邪,则病情恶化,预后不良。

藏象学说是中医学的理论核心。疾病传变的几种形式名称虽不相同,但各有特点,都是以经络脏腑功能失常为其基本病理变化,以经络脏腑为物质基础,以藏象学说为理论依据。以卫气营血与三焦传变来说,手太阴肺的病变,有表证的相当于邪在卫分,热壅于肺而无表证的则属气分。中焦足阳明胃的病证也属气分。邪入营血及热入心包病变,虽都有营阴耗损和神志见证,但热入心包神志症状较重且有痰热内闭之象。具体证治也不相同。至于热入血分与邪在下焦肝肾病变,虽同属邪在阴分,但前者热迫血溢属实,后者肝肾阴伤属虚。由上焦手太阴肺传入中焦足阳明胃相当于由卫入气；由肺而传入心包，虽同在上焦，却相当于由卫入营；热壅肺胃气分证，进而发疹发斑的，也即相当于由气而入营血的传变。再如六经传变也是如此。太阳经证与卫分及上焦肺的部分证相对应；阳明经证、府证与气分证和中焦胃证相对应；太阳府证与膀胱有关；少阳经证与胆有关；太阴病以脾胃虚寒为主；少阴病以心肾阳虚表现为主；厥阴病多涉及肝的病变。太阳经传入阳明经、少阳经，相当于由卫入气、由上焦传入中焦。例如，温邪内蒸肠胃，积热化燥，致大便坚秘，腹满或狂言谵语证，无论伤寒，抑或温病，都很常见。伤寒有太少不解内传阳明之变，温病有邪留三焦分消不解、内蒸阳明之候。叶天士云："再论三焦不从外解，必致里结。里结者何？在阳明胃与肠也。亦须用下法，不可以气血之分，谓其不可下也。"对于阳明胃府结实，伤寒温病均有下法，但时间有迟早之别，用药有轻重之分。以上不难看出，几种传变形式互相补充，都是在经络脏腑的基础上进行的。其传变实质都说明病邪由表入里，病情由轻而重，病证由实而虚，无不与经络脏腑息息相关。

四、影响病传的因素

疾病的传变也是受各种因素影响的。体质不同对病邪的反应不同，可有不同的疾病过程。《灵枢·五变》云："一时遇风，同时得病，其病各异……肉不坚，腠理疏，则善病风……五脏皆柔弱者，善病消瘅。"有些伤寒患者，传入三阴，有从寒化，有从热化的，除因误治失治外，与体质的阴虚、阳虚有密切关系。湿温病后期的三个方面的转归，与体质也直接有关。所以，丹波元简说："凡人禀气各有盛衰，宿病各有寒热。因伤寒蒸起宿疾，更不在感异气而变者。假令素有寒者，多变阳虚阴盛之疾，或变阴毒也。"说明体质因素不仅可以表现有不同症状，而且也可以决定疾病传变和转归。此外，病邪种类不同，传变当然不同，如伤寒与温病虽均属外感热病，但因两者受邪性质有寒温之别，寒多伤阳，热多伤阴，治法大异。寒性阴凝，化热过程较慢，初起呈表寒征象，必须经过一段时间，才逐渐化热而内传。温为阳邪，热变最速，初起呈热象偏重的表证，旋即化热入里成里热之证。即使是温病，由于病邪性质有风热、暑热、湿热、燥气等区别，其发病特点、致病类型、传变情况也不一样，至于误治、失治后发生的变证与没有误治、失治者转归显然有别；原来夹杂证不同，或同时合并其他疾病，虽患同一疾病，传变也可能不同。